JN004712

漢方毒出しスープ

新装版

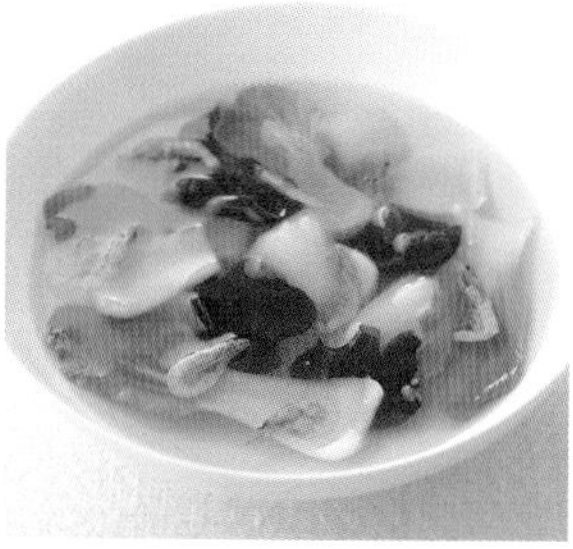

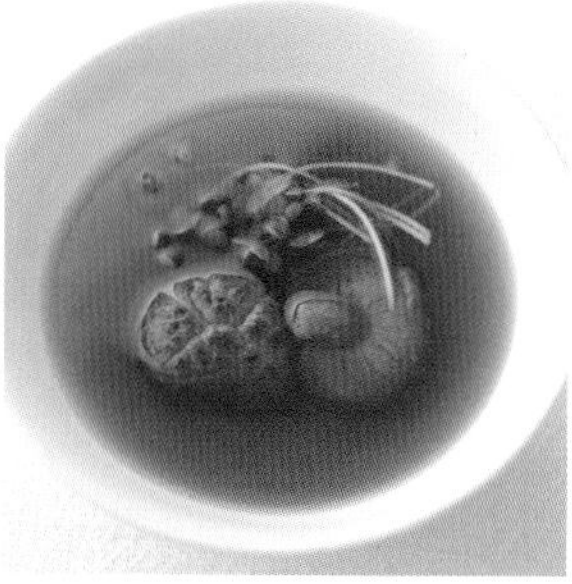

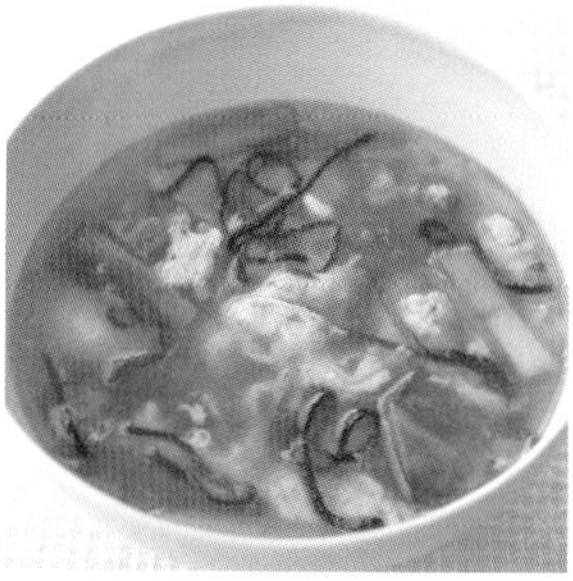

監修　薬日本堂

料理　薬膳料理研究家・国際中医師　新開ミヤ子

河出書房新社

はじめに

身近な食材の毒出しパワーで 無理なく、おいしく、体スッキリ！

「私の体にも毒が溜まっているかも…」
そう感じている人みんなにぜひ試してほしいのが、
本書で紹介するスープレシピです。

毒というのはつまり、老廃物のこと。
それらがスムーズに体外に排出されないと、
さまざまな不調の原因になります。
体が冷えやすい、むくみやすいといった小さな不調がある人はもちろん、
不調はないけれど、不規則な生活や
不健康な食生活をしている人にも「漢方毒出しスープ」はぴったりです。

漢方と聞くと、「なんだか難しそう…」とか、「慣れない味かも」
なんていうイメージを持たれるかもしれません。
でも実は、普段何気なく食べている野菜や肉、魚にも、
漢方的な効能やパワーが備わっているんです。
この本では、それらの身近な食材の中から「毒出し」の働きを持つ素材を選び、
普段の食事に取り入れやすいスープレシピにしました。
毎日おいしく楽しみながら、〝毒出し〟に挑戦してみてください。

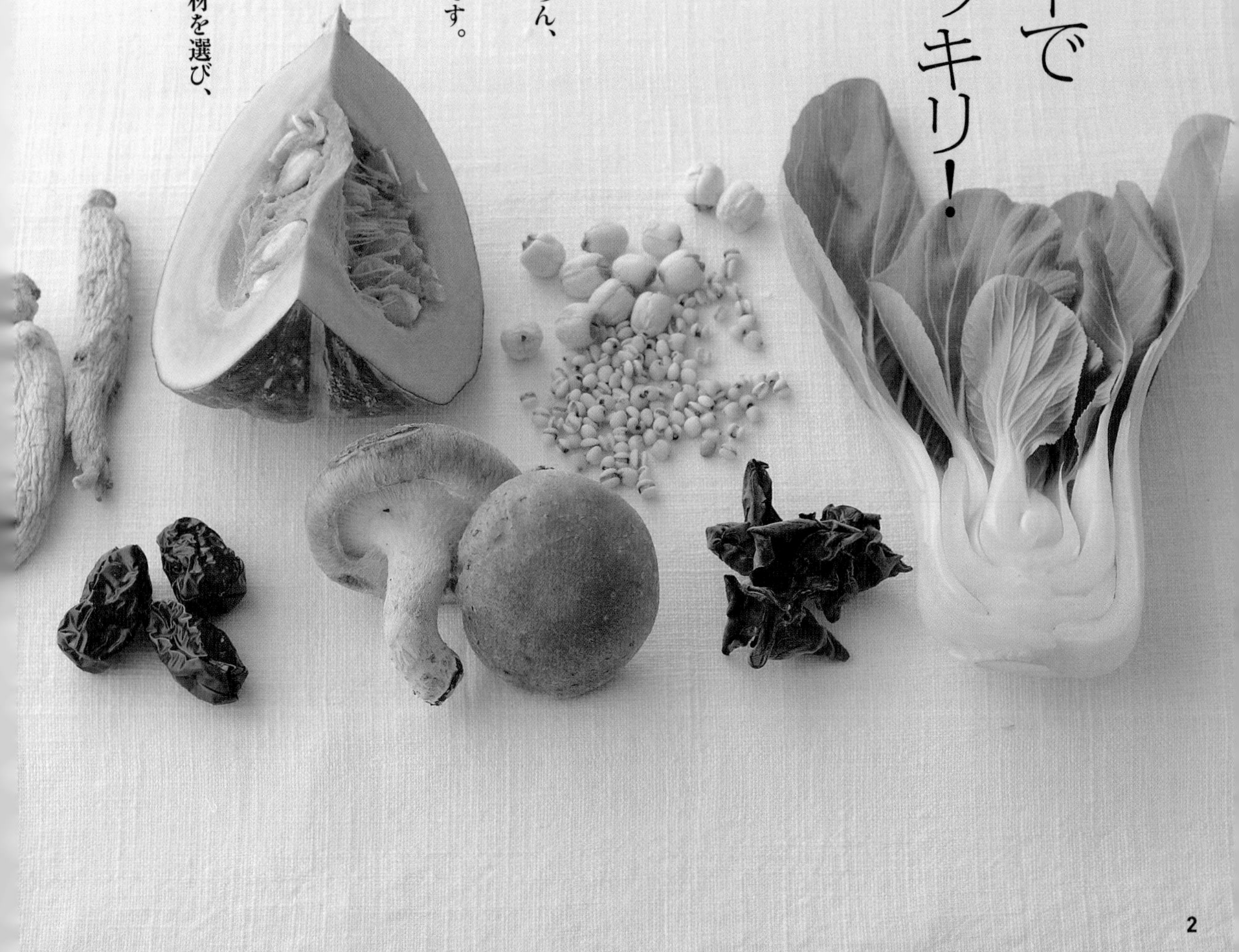

目次

本書の使い方

- 大さじ1は15ml、小さじ1は5ml、1カップは200mlです。いずれもすりきりの量です。
- だし汁については、P12を参照して準備してください。
- 塩、しょうゆはできるだけ天然に近いものを選んでください。

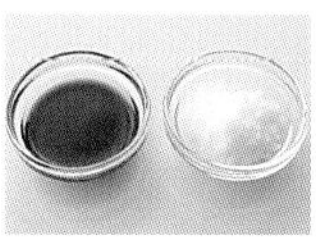

- 漢方食材（乾物）は開封後、密閉できるビンなどに入れて、冷暗所にて保管してください。

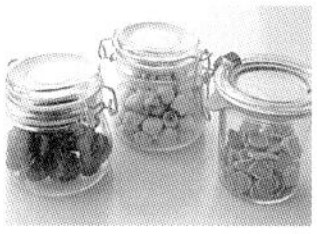

一章

毒出し食材

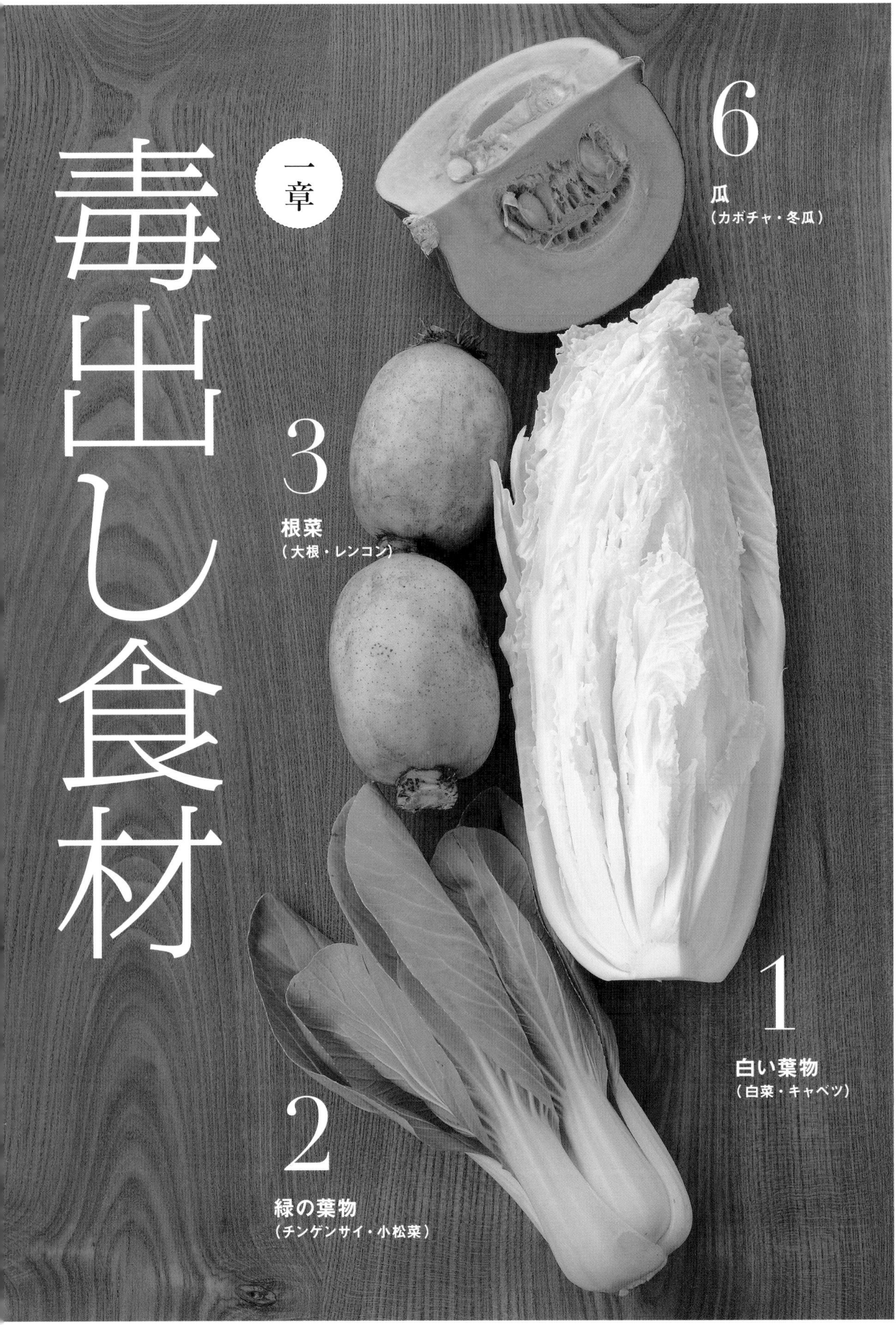

基本の7つ

体内に溜まった「老廃物＝毒」は、肥満や不調の原因になることも。
そこで、まずここでは、毒出し効果の高い食品7カテゴリを紹介します。
毒を効果的に排出し、体全体のバランスを整えることで、健やかな体を目指しましょう。

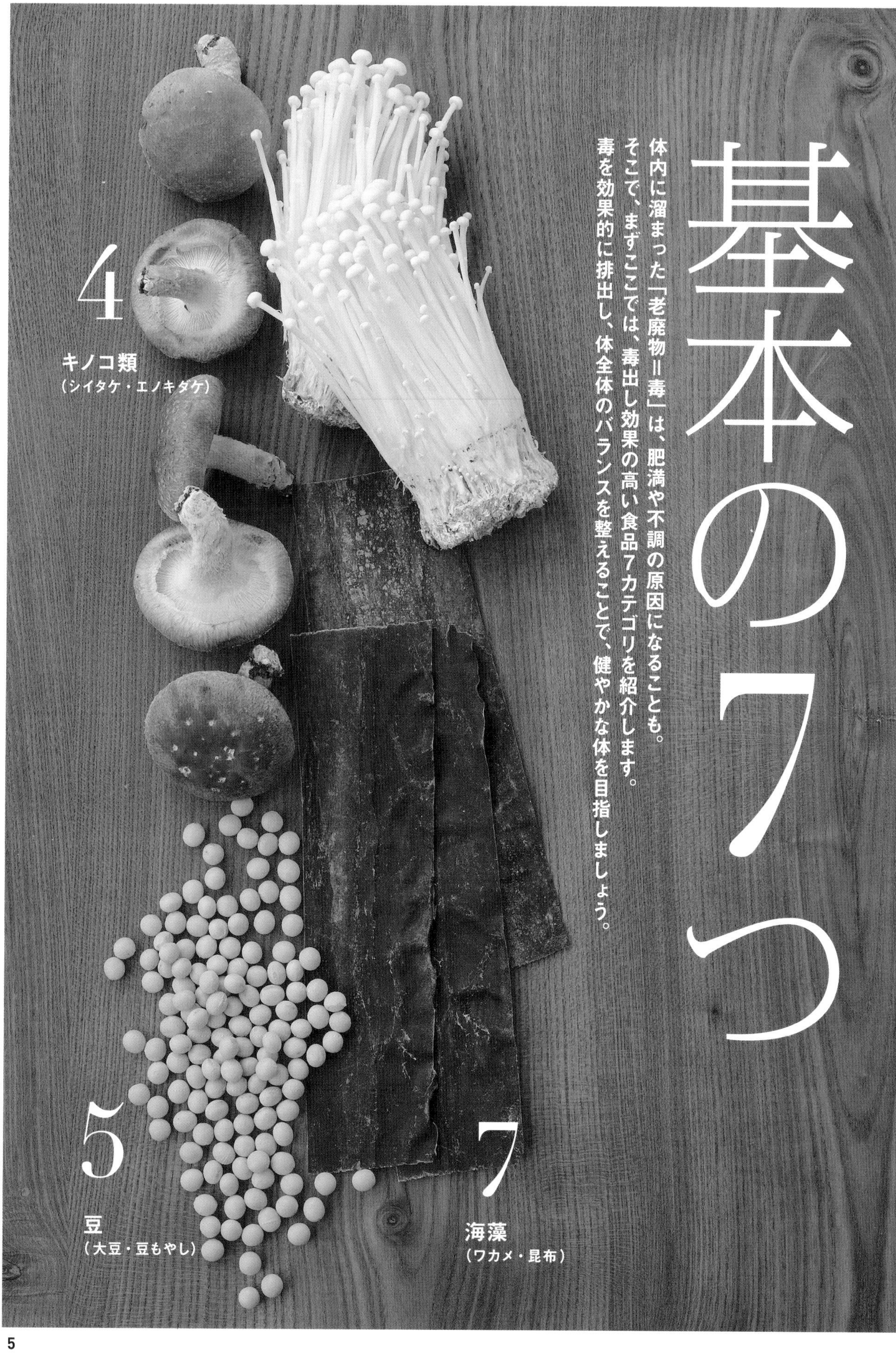

4
キノコ類
（シイタケ・エノキダケ）

5
豆
（大豆・豆もやし）

7
海藻
（ワカメ・昆布）

毒出し食材
1
白い葉物

白菜・キャベツ

・整腸作用
・健胃作用
・清熱作用

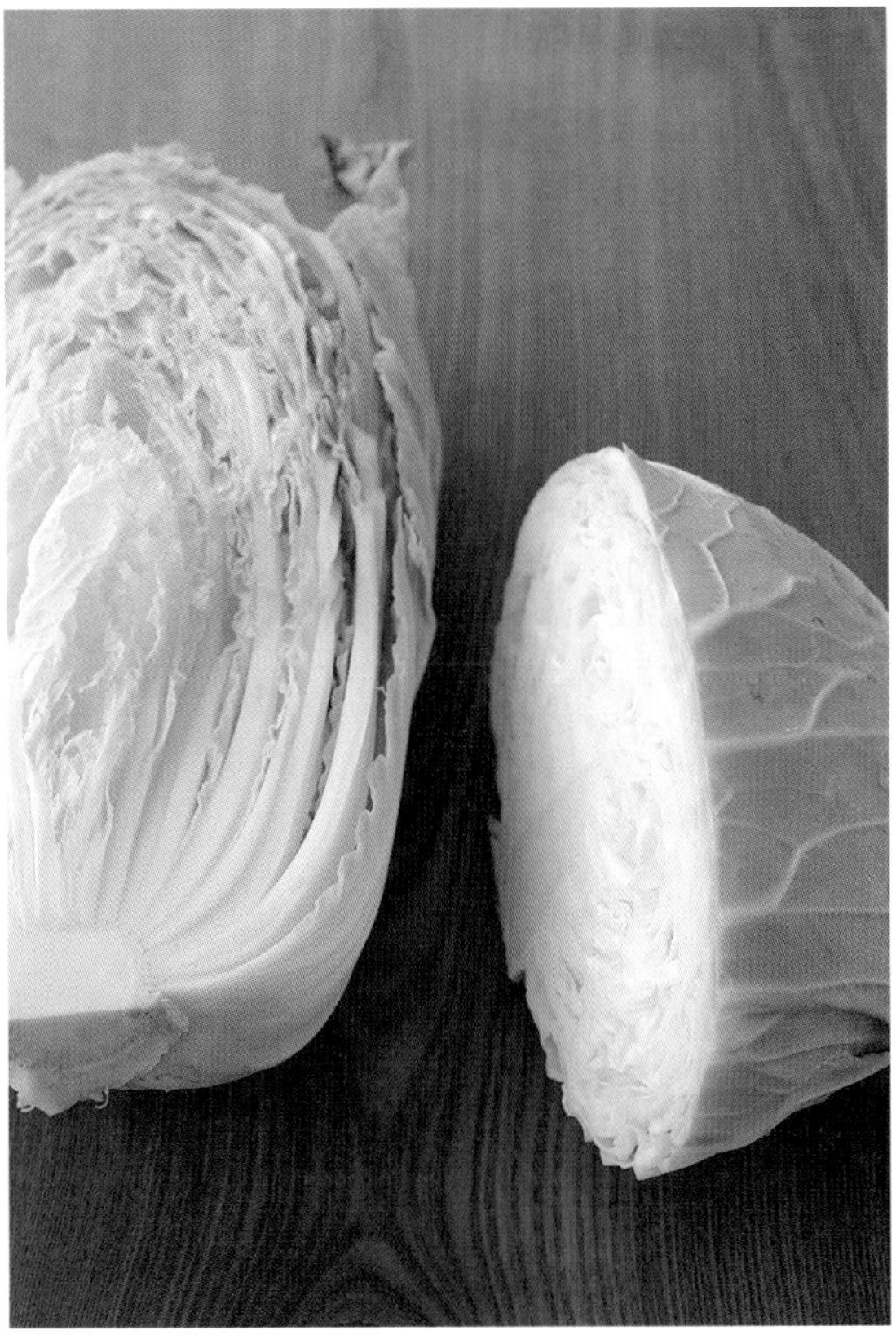

胃腸の働きを助けることで、老廃物を排出

胃腸の働きを助け、老廃物を排出するのが白い葉物類に共通の効能。キャベツは食欲を増進させ、胃もたれ、ゲップ、胸のつかえを解消すると言われています。白菜は体にこもった熱を取り除く働きがあるので、発熱したときや喉《ノド》の渇き、咳《セキ》、痰《タン》の症状の改善も促進します。

効果アップの組み合わせ食材

- **大豆**
- **シイタケ**
- **鶏肉**
- **ジャガイモ**
- **ニンジン**

毒出し食材
2
緑の葉物

チンゲンサイ・小松菜

・整腸作用
・清熱作用
・精神安定

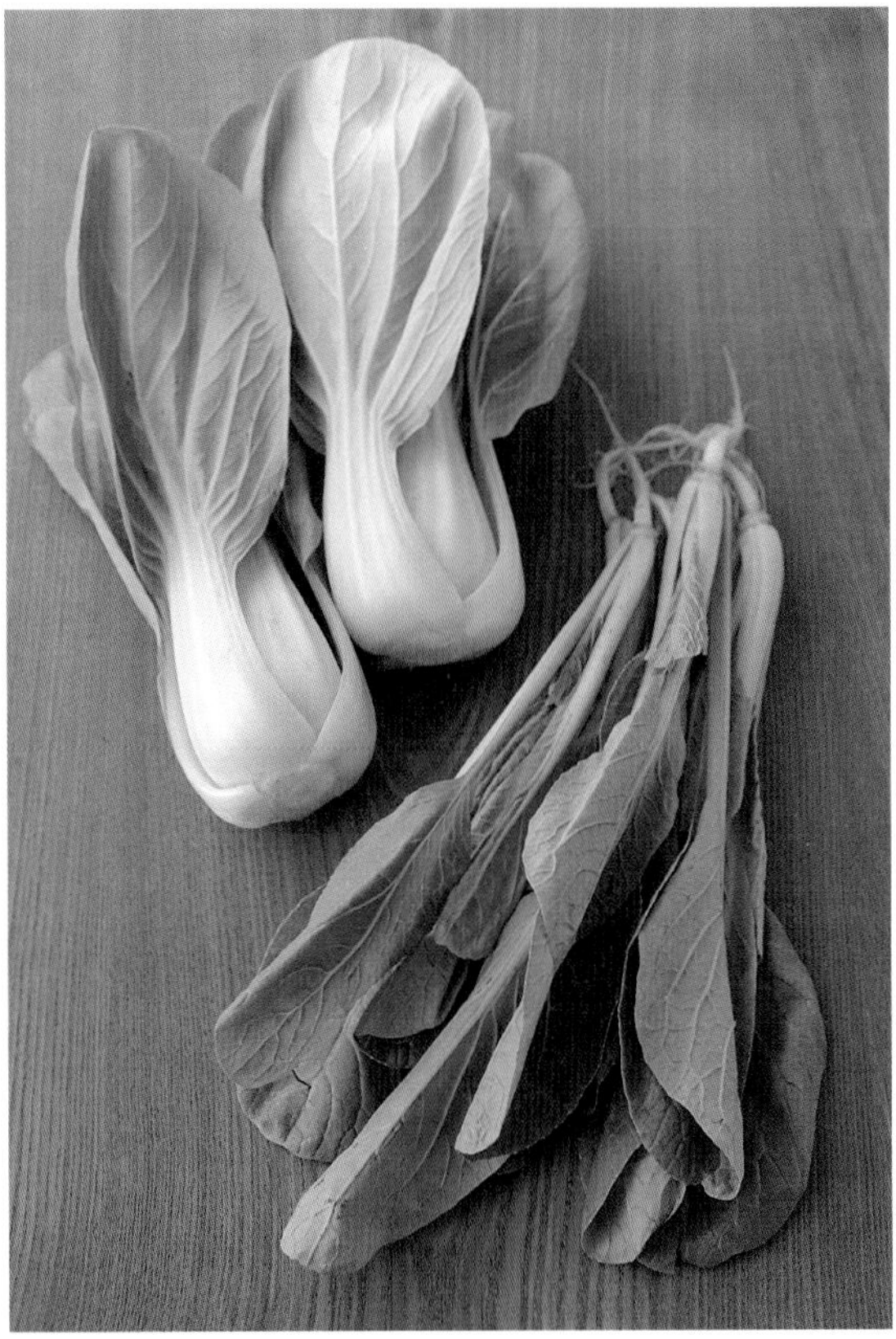

血の巡りをよくして、血液中の老廃物をきれいに

血の巡りをよくして毒素を排出します。また、体の余分な熱を取る作用により、イライラや落ち込みを改善し、心を落ち着かせる働きもあります。小松菜には、喉の腫《ハ》れや咳、痰などを鎮めたり、消化を助けたりする効果が、チンゲンサイには、腸の調子を整え代謝をアップさせる作用があります。

効果アップの組み合わせ食材

- **ニンニク**
- **タマネギ**
- **キクラゲ**
- **昆布**
- **カニ**

毒出し食材
3
根菜

大根・レンコン

・便秘解消
・整腸作用
・健胃作用

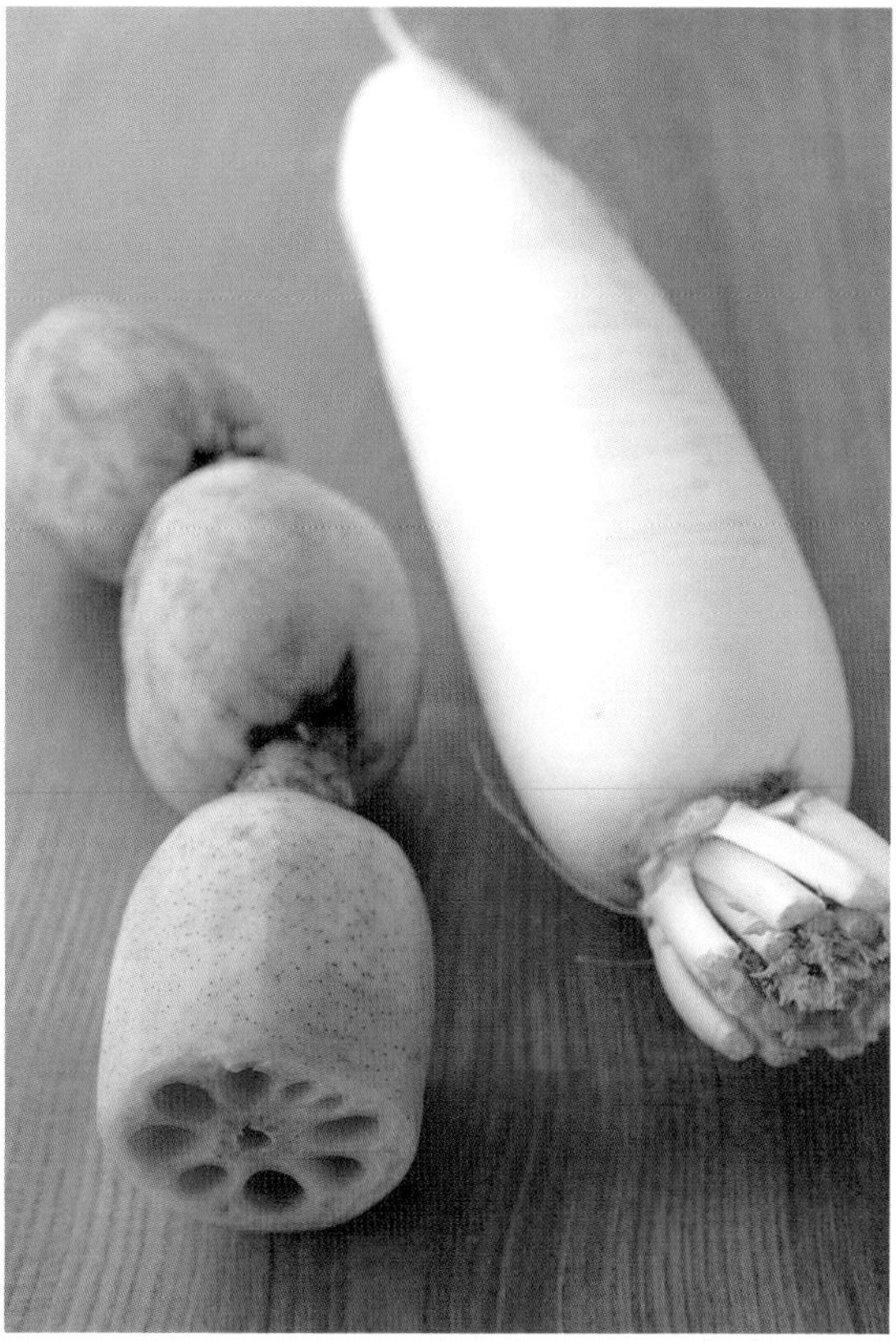

胃腸の働きを向上。血やエネルギーの巡りを促進し、毒素を排除

胃腸の働きを活発にすることで、エネルギー、血、水の巡りをよくし、体に溜まった毒素をスムーズに排出。大根は、胃もたれ、嘔吐、お腹の張り、便秘などの改善に役立ちます。レンコンは体の渇きを潤す一方で、慢性の下痢や鼻血、女性の不正出血にも有効です。

効果アップの組み合わせ食材

長ネギ
カブ
ゴボウ
柚子
菊花

毒出し食材
4
キノコ類

シイタケ・エノキダケ

・解毒作用
・消化促進

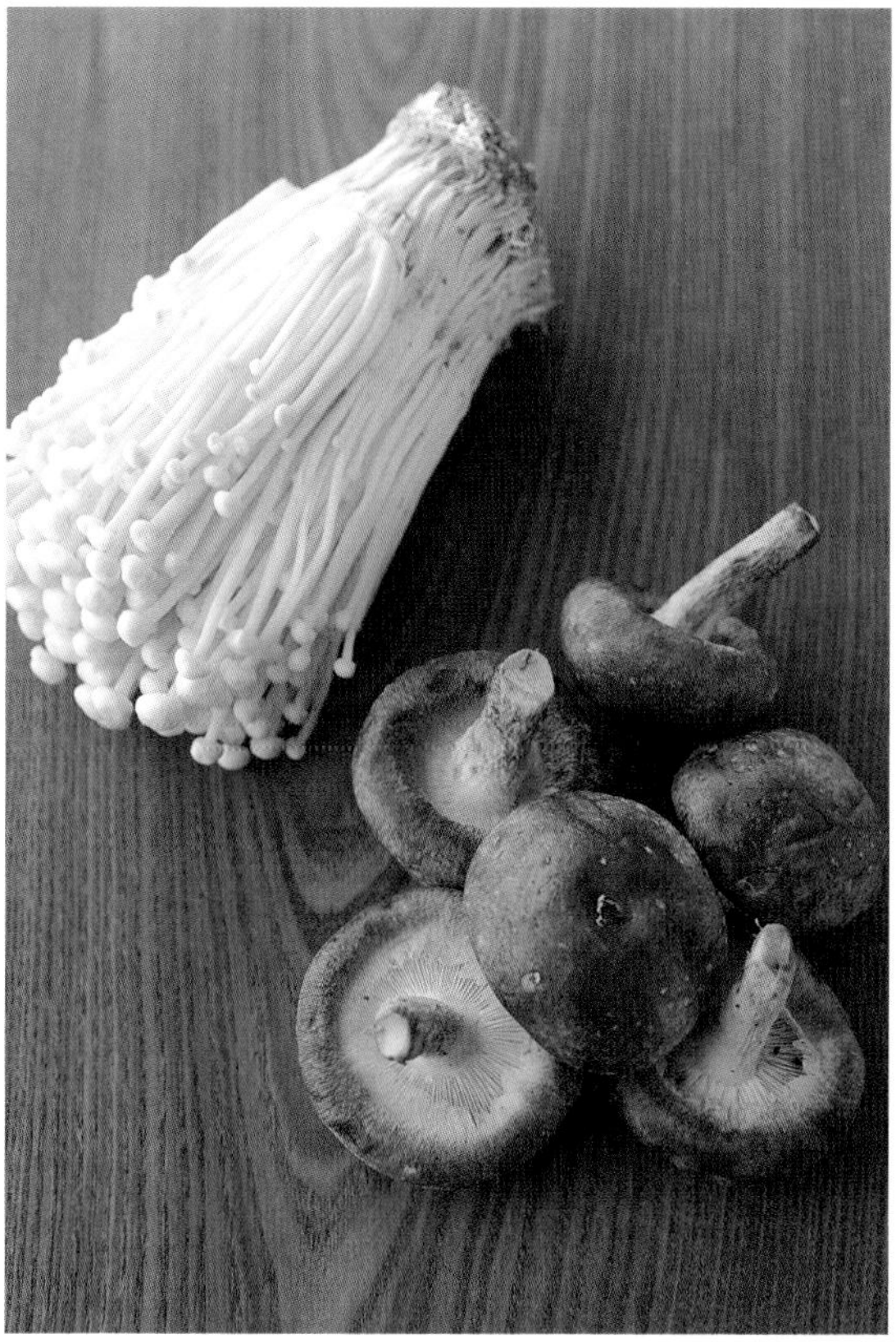

エネルギーを補うことで、毒出しをサポート

体にエネルギーを補うことで毒素の排出をサポートします。シイタケは、エネルギーをアップして消化能力を向上させ、食欲不振や胃もたれなどで弱った体を補強。エノキダケは、血中のコレステロールを下げる働きを持ち、動脈硬化などの予防を促します。便秘や肌荒れの改善にも役立ちます。

効果アップの組み合わせ食材

玄米
タマネギ
松の実
ゴマ
クルミ

毒出し食材
5
豆

大豆・豆もやし

・むくみ解消
・消化促進
・清熱作用

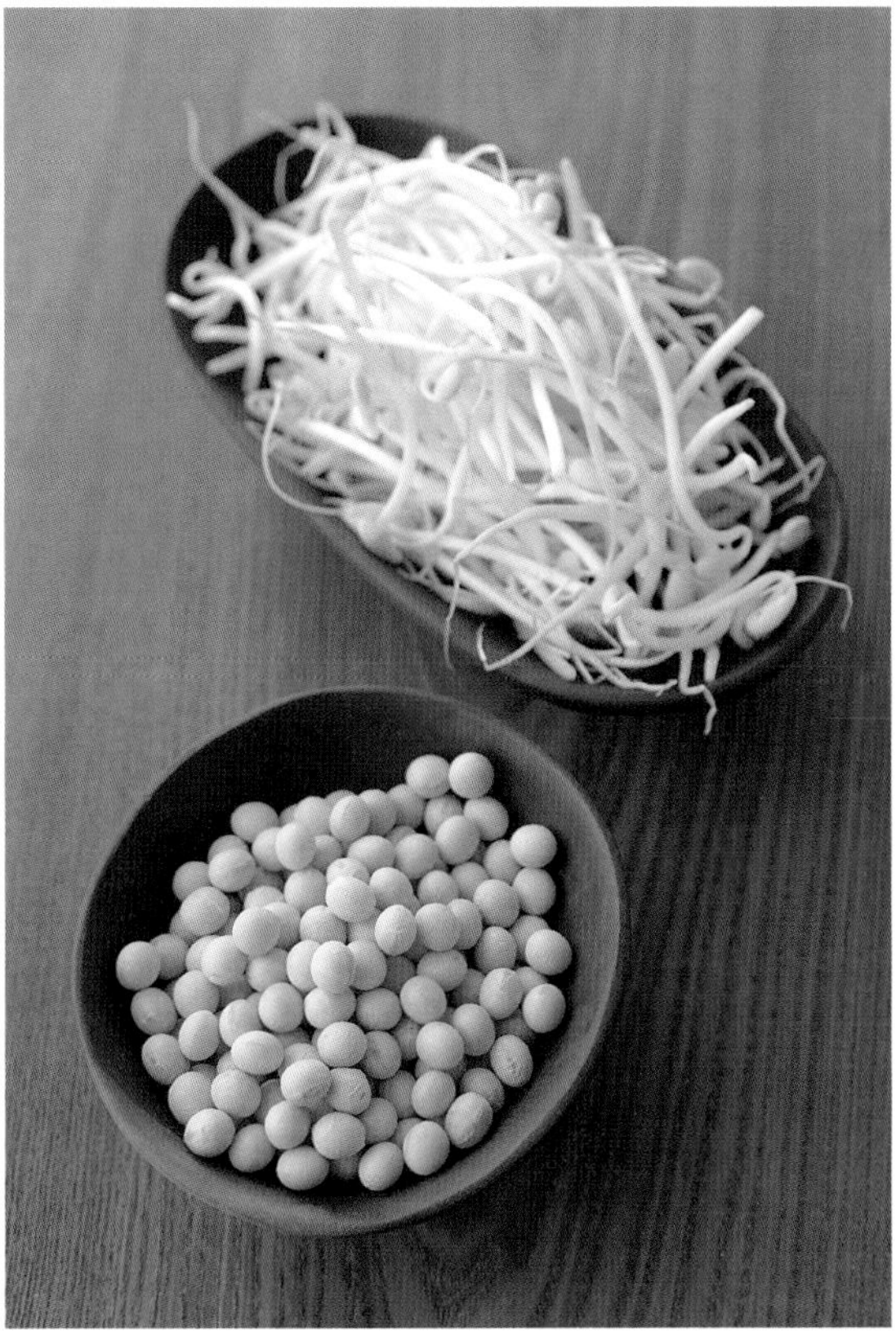

水分代謝を改善して、余分な水分を体外へ

体の中を流れる水の巡りをよくし、体外へ毒素を排出してくれる豆類。大豆は消化吸収機能を高めるので、虚弱体質や消化不良、お腹の張《ハ》りといった悩みも解消してくれます。豆もやしは、体の熱を取り除いてくれるので、夏バテなどにもよいでしょう。口内炎や膀胱《ボウコウ》炎などの炎症緩和にもおすすめです。

効果アップの組み合わせ食材

ショウガ
豆腐
セロリ
サツマイモ
鶏肉

毒出し食材
6
瓜

カボチャ・冬瓜

・利尿作用
・解毒作用
・疲労改善

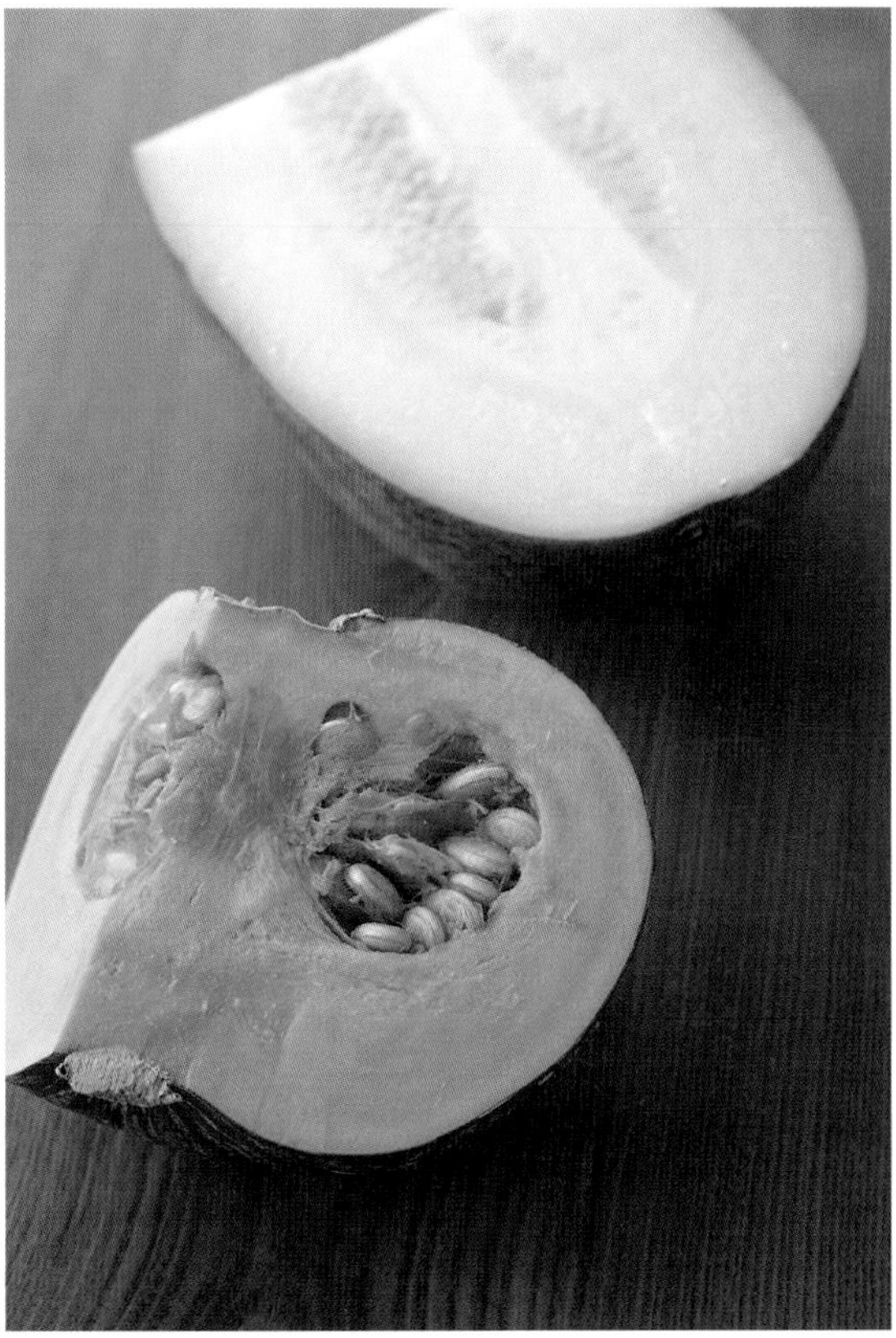

利尿作用を促し、余分な水分を体外に排出

体の熱を冷まし、余分な水分を排出します。冬瓜は、解毒に加えて、体に不足している水分を補う作用もあり、喉の渇きを潤す食材としても優れています。カボチャは、体を温めてエネルギーを補ってくれるので、慢性の疲労感や食欲不振、便秘などの悩み解消にも役立ちます。

効果アップの組み合わせ食材

長ネギ
ショウガ
小豆
緑豆
昆布

毒出し食材 7 海藻

ワカメ・昆布

・利尿作用
・清熱作用

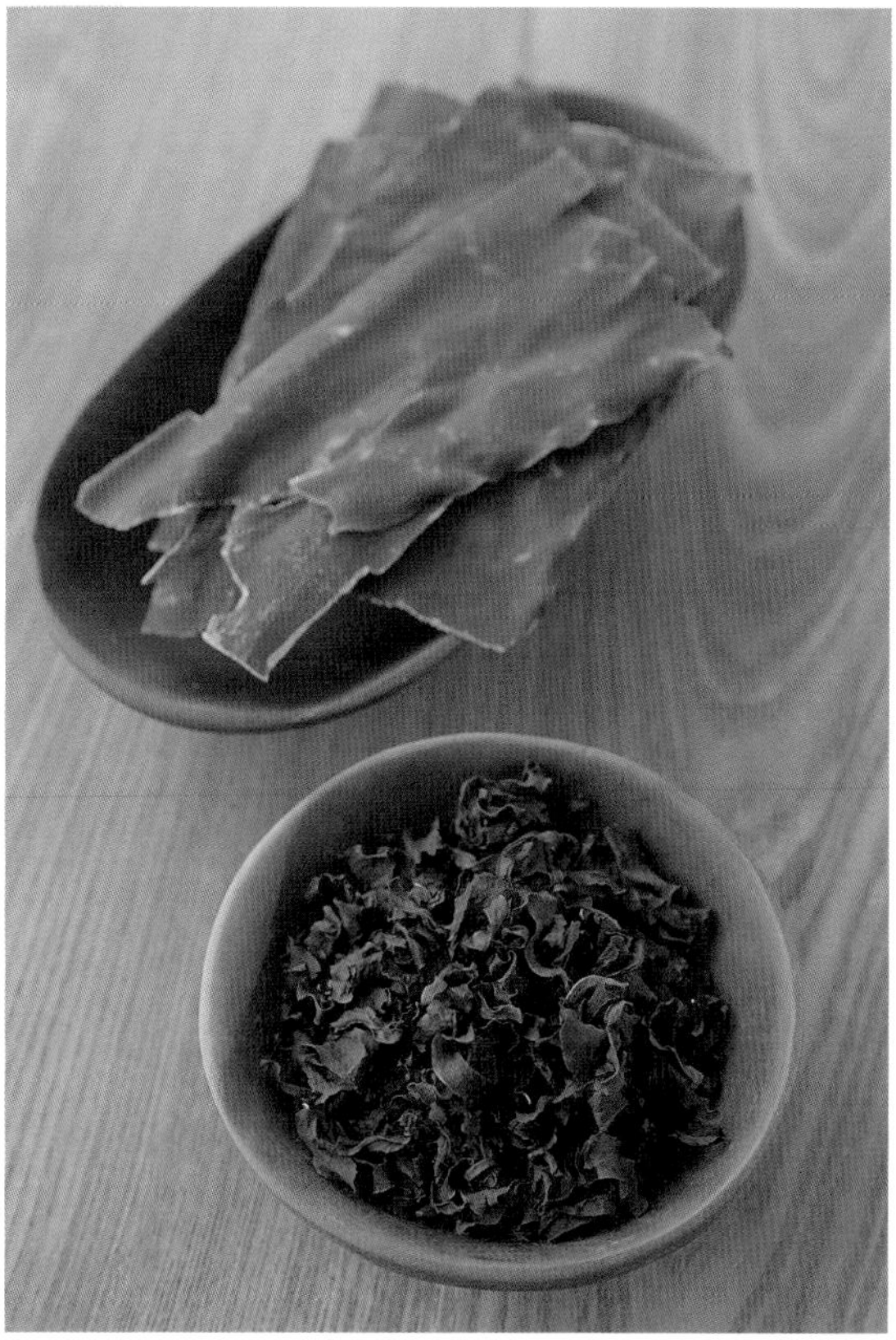

余分な水分と一緒に、老廃物を体外へ

利尿作用があり、体に余分な水分を体外に排出します。また、糖質や脂質の吸収を遅らせる働きがあるとも言われます。ワカメに含まれる有効成分のヨウ素は精神安定と甲状腺腫の改善を促し、昆布は動脈硬化、高血圧の予防にも役立ちます。

効果アップの組み合わせ食材

黒キクラゲ
ニラ
ニンジン
山イモ
オクラ

プラスαの毒出し食材

健康茶

毒出し効果をアップさせる健康茶。10～15分ほど煮出して飲みますが、時間がないときは、普通のお茶と同じように熱湯を注ぎ、3～5分待ってから飲みましょう。

a 蓮茶（ロータスティー）

血を巡らせて毒を出す

中国では、古くから親しまれ、楊貴妃も美容のために愛飲したと言われる美容茶。利尿作用があるほか、血液循環もよくすることで、毒素を排出してくれます。新陳代謝を高めるため、肌にもよいとされています。

d ドクダミ茶

解毒&抗菌の強い味方

毒を抑える意味の「毒だめ」が名前の由来。十の薬効があることから、十薬とも言われます。血液の解毒作用や抗菌作用があるため、湿疹、ニキビ、肌荒れ、化膿性の腫れ物の改善などにも使用します。

b 小豆茶

利尿作用で毒出し

小豆に含まれる成分が利尿作用を促して、毒素を排出してくれます。血の巡りもよくなるので、肌荒れや動脈硬化で悩んでいる人にも。

c トウモロコシのヒゲ茶

余分な水分を体外へ

カリウムが利尿作用を高め、余分な水分を排出してくれます。別名「ナンバンゲ」と言い、腎炎の症状緩和やむくみ解消にも役立ちます。

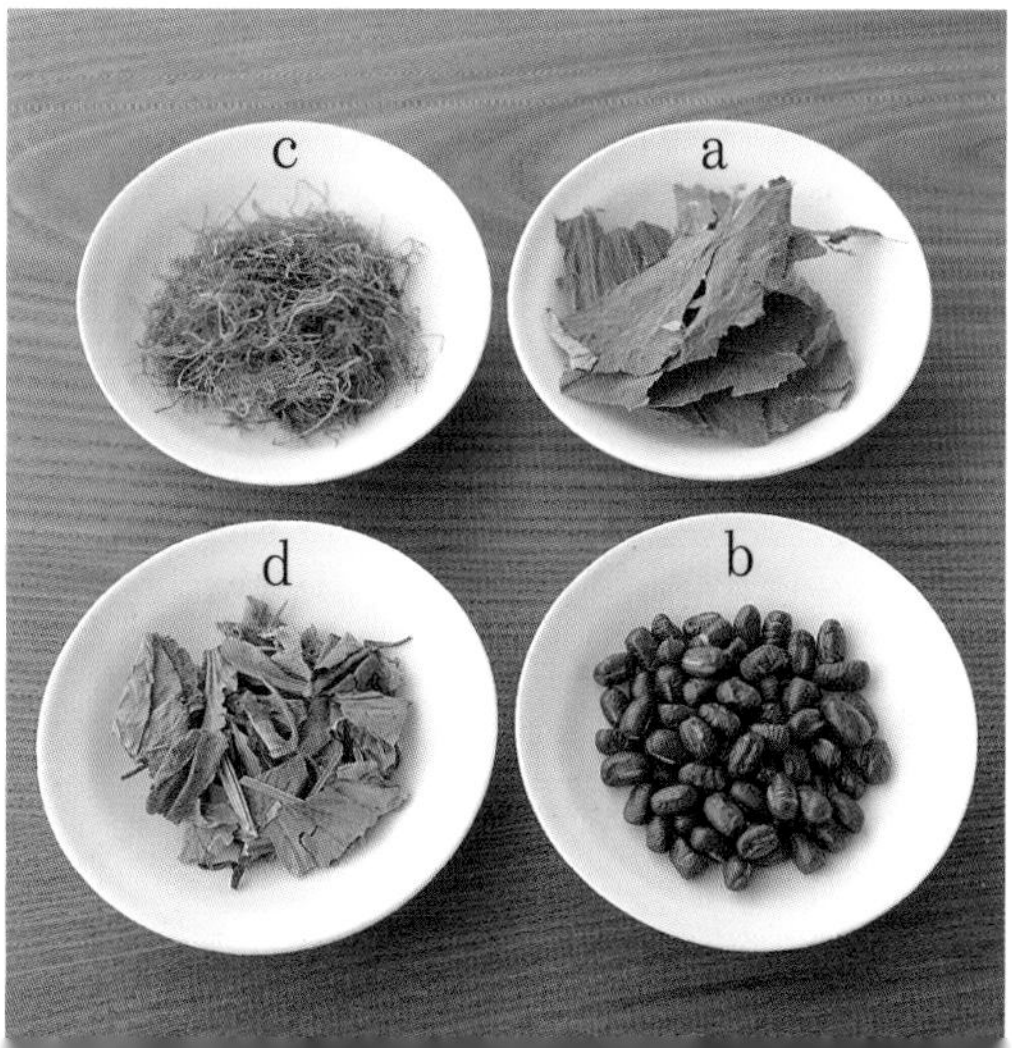

基本の毒出し食材7つ、すべてが入った

スペシャル毒出しスープ

毒出し食材7つすべてを使った、特別スープ。

野菜を蒸し煮することで、自然な甘さを引き出します。

毒出しのためには、味つけせずにそのまま食べるのがおすすめですが、好みの調味料を加えて食べてもＯＫ。

まとめてつくっておくと便利です。

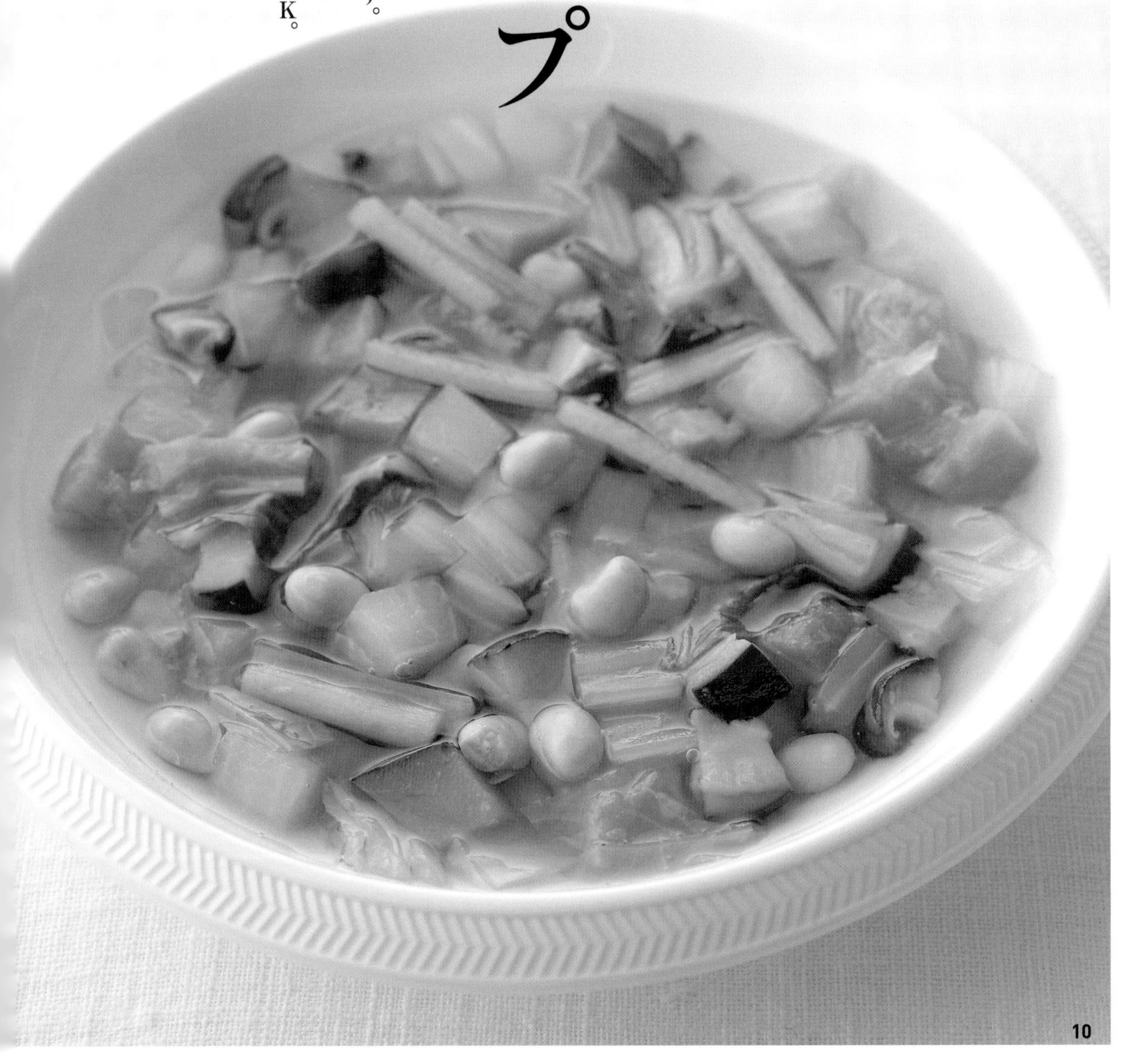

材料（つくりやすい分量）
白菜…2枚(200g)
シイタケ…6個(100g)
大根…5cm（200g）
カボチャ…⅛個(200g)
昆布だし…4カップ
※だしのとり方は12ページ
大豆(水煮)…適量
小松菜…適量

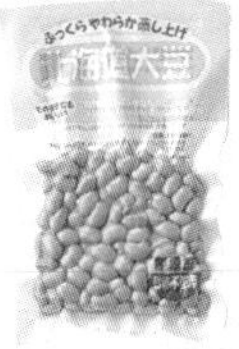

水煮大豆

大豆は水煮タイプを使うと、浸水させたりゆでたりする手間がなく便利。真空パックになっているもの、缶詰などが市販されている

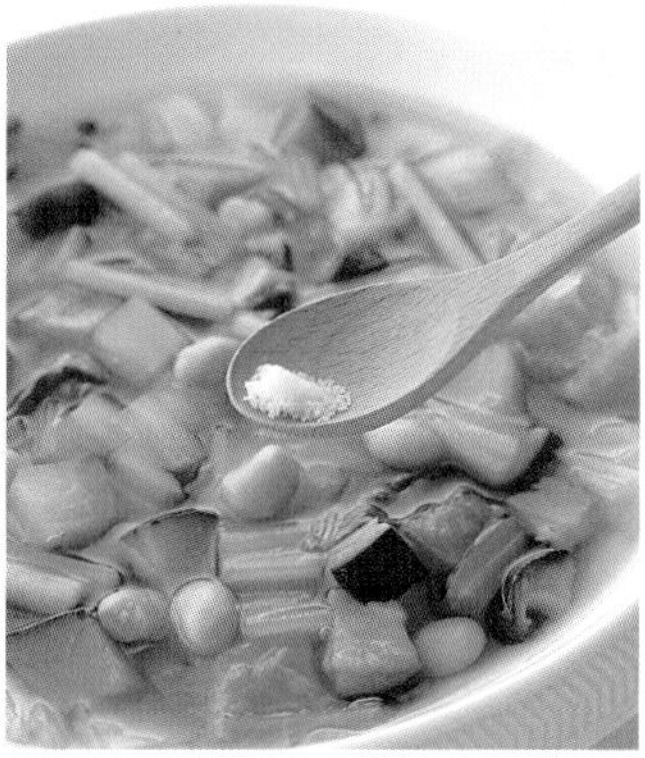

そのままでもおいしく食べられますが、食べる直前に塩で味つけしても。野菜の甘みがより引き立ちます

つくり方

1 白菜は葉と芯に分ける。シイタケは石づきを除く。白菜の芯、シイタケ、大根は1cmの角切り、カボチャは1.5cmの角切りにする。白菜の葉は1～2cm程度のざく切りにする。小松菜は3cm長さに切る。(a)

2 鍋に、白菜の芯、シイタケ、大根、白菜の葉、カボチャの順に重ね入れ(b)、昆布だしを注いで強火にかける。

3 煮立ったらこまめにアクを取りながら、強火のまま3分煮る。さらに、フタをして弱火で20分煮る。

4 食べる直前に小松菜と大豆を加えて温め(c)、火を止める。

※小松菜は色が変わりやすく、大豆は崩れやすいため、食べる分だけをその都度加えるようにするとよい

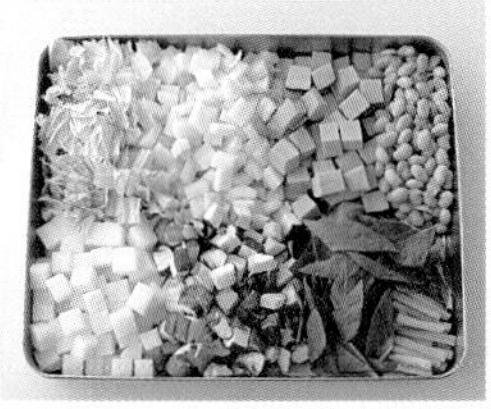

a

野菜は食べやすく、加熱しやすい角切りに。カボチャは煮崩れしやすいので、やや大きめに

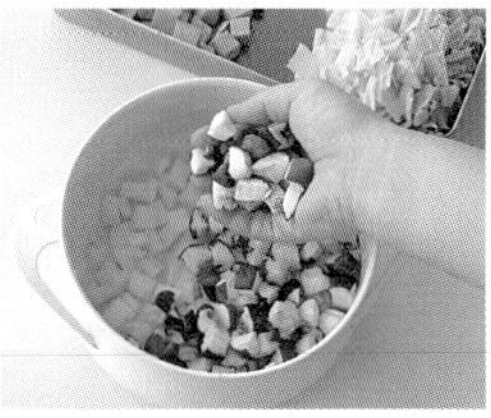

b

野菜のうまみ、甘みを引き出すため、ひとつずつ素材を重ねて蒸し煮にする

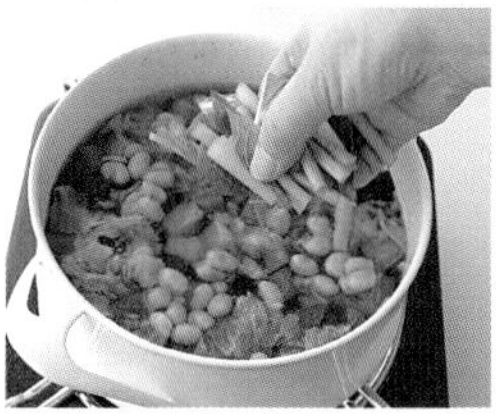

c

煮込む必要がない小松菜と大豆のみ、仕上げに加える。何度かに分けて食べる場合は、食べる分だけ小鍋に取り出し、小松菜と大豆を加えて

毒出し効果アップの食べ方ルール

1 毒出し食材は、食事の最初に食べましょう。

2 毎日1食は、毒出し食材を使った食事を摂りましょう。

3 栄養価の高い玄米や雑穀米を一緒に摂るようにしましょう。

4 体を冷やす、冷たい食べ物や飲み物は控えましょう。

毒出しスープのベース だしのとり方

毒出しスープには、添加物などが含まれていない手づくりのだしを使うと効果的です。本書で紹介するメニューは、材料がシンプルなものが多いので、素材の持ち味を引き出すだしの味がおいしさのポイントにもなります。まとめてとってストックしておくと、ラクに続けられます。

【煮干しだし】

みそ汁などに使われる、一般的な煮干しだし。

■ 材料（つくりやすい分量）

煮干し…25g
水…1ℓ

■ つくり方

1 煮干しは頭と腹ワタを除く。
※背から割くと腹ワタがきれいに取れる

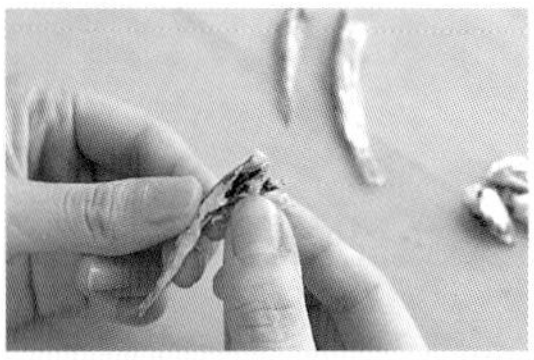

2 鍋に1と水を入れ、最低1時間〜ひと晩おいておく。

3 中火にかけ、煮立ったら火を止め、ザルなどでこす。

■ 保存

和風だしと同様、冷ましてからボトルに入れ、塩ひとつまみを入れて冷蔵庫に入れる。3日以内に使いきる。

【昆布だし】

昆布と水をボトルに入れ、冷蔵庫に入れておくと、すぐに加熱できて便利です。

■ 材料（つくりやすい分量）

昆布…15g
水…1ℓ

■ つくり方

1 鍋に水と昆布を入れ、1時間〜ひと晩おいておく。

2 そのまま中火にかけ、煮立つ直前に昆布を取り出す。

【チキンブイヨン】

洋風のメニューに使うだし。手羽先を使う手軽な方法。

■ 材料（つくりやすい分量）

鶏手羽先…10本
水…2ℓ
ショウガ…½かけ
長ネギの青い部分…1本分
塩…適量

■ つくり方

1 鶏手羽先は洗って水気をふいておく。ショウガは薄切りにする。

2 鍋に鶏手羽先を入れてショウガ、長ネギの青い部分をのせ、水を注ぎ入れる。

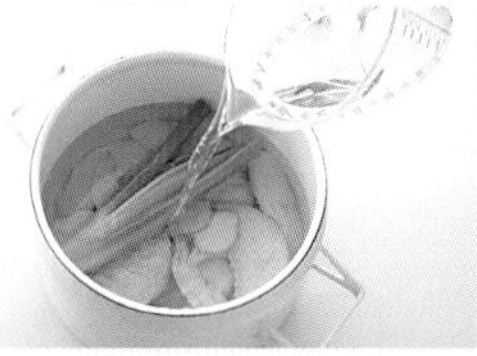

3 強火にかけ、煮立ったらアクを取り、フタをして弱火で30分煮る。

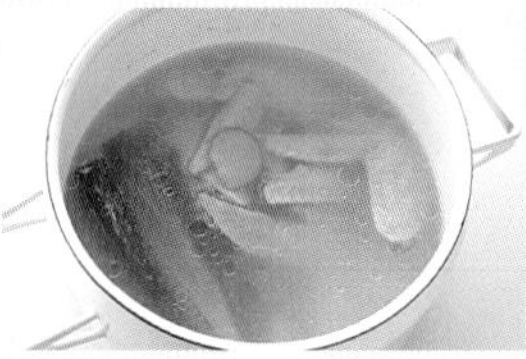

4 ザルなどでこして塩を加え、味をととのえる。

■ 保存

すぐに使わない場合は、冷ましてから冷凍保存用の密閉袋に入れ、冷凍庫へ。使うときはそのまま鍋に入れて火にかける。

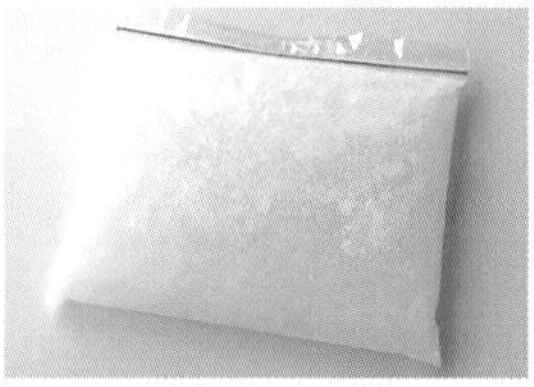

【和風だし】

ベーシックな昆布とカツオ節の一番だしです。

■ 材料（つくりやすい分量）

昆布…15g
カツオ節…30g
水…1ℓ

■ つくり方

1 鍋に昆布と水を入れ、最低1時間〜ひと晩おいておく。

2 1を弱めの中火にかけ、煮立つ直前に昆布を取り出す。

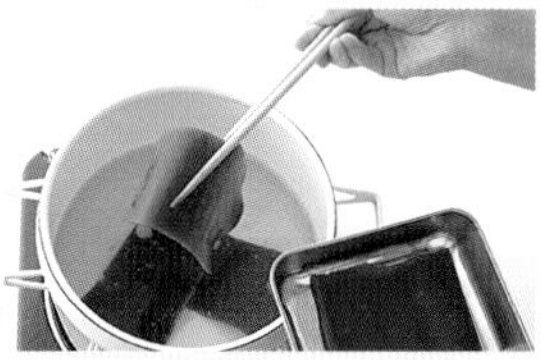

3 強火にし、煮立ったらカツオ節を一気に入れ、火を止めて1〜2分おく。

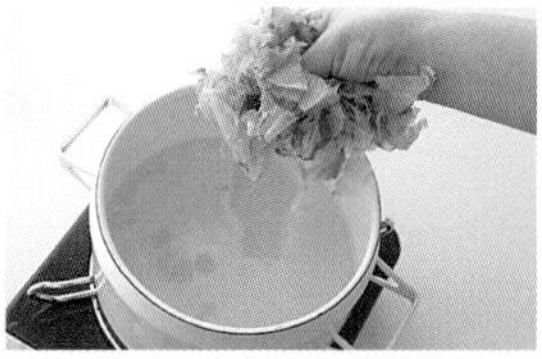

4 ぬらしたペーパータオルを敷いたザルで、静かにこす。

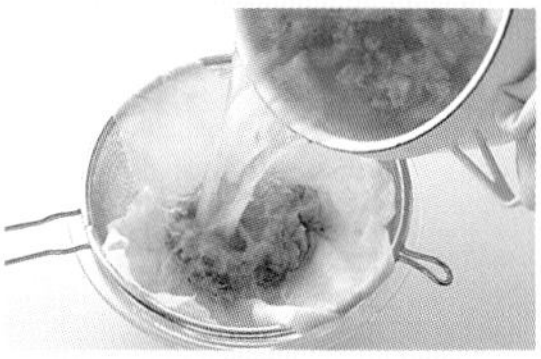

■ 保存

すぐに使わない場合は、冷ましてボトルなどに入れ、塩ひとつまみを加えて冷蔵庫で保存する。2〜3日以内に使いきる。

【野菜ブイヨン／コンソメスープ】

本書では、市販の固形または顆粒タイプを使用しています。パッケージの表示に従って湯で溶かし、レシピの分量を準備してください。

［だしをとる時間がないときは…］

市販の顆粒だしや固形のだしを使ってもOKです。さまざまな種類が市販されていますが、できるだけ無添加で天然に近いものが、毒出しにはおすすめです。

二章

普段の食材でつくる毒出しスープ

一章で紹介した7つの食材を使った
スープレシピ。
素材の持ち味を活かしたシンプルなものから、
ごちそう感のあるバリエーションレシピまで
幅広く紹介します。
毎日続けられるよう、レシピは簡単に、
材料も入手しやすいものを選びました。
おいしく、楽しく食べながら、
無理なく毒出しを促しましょう。

INDEX

毒出し食材
1
白い葉物

白菜・キャベツ

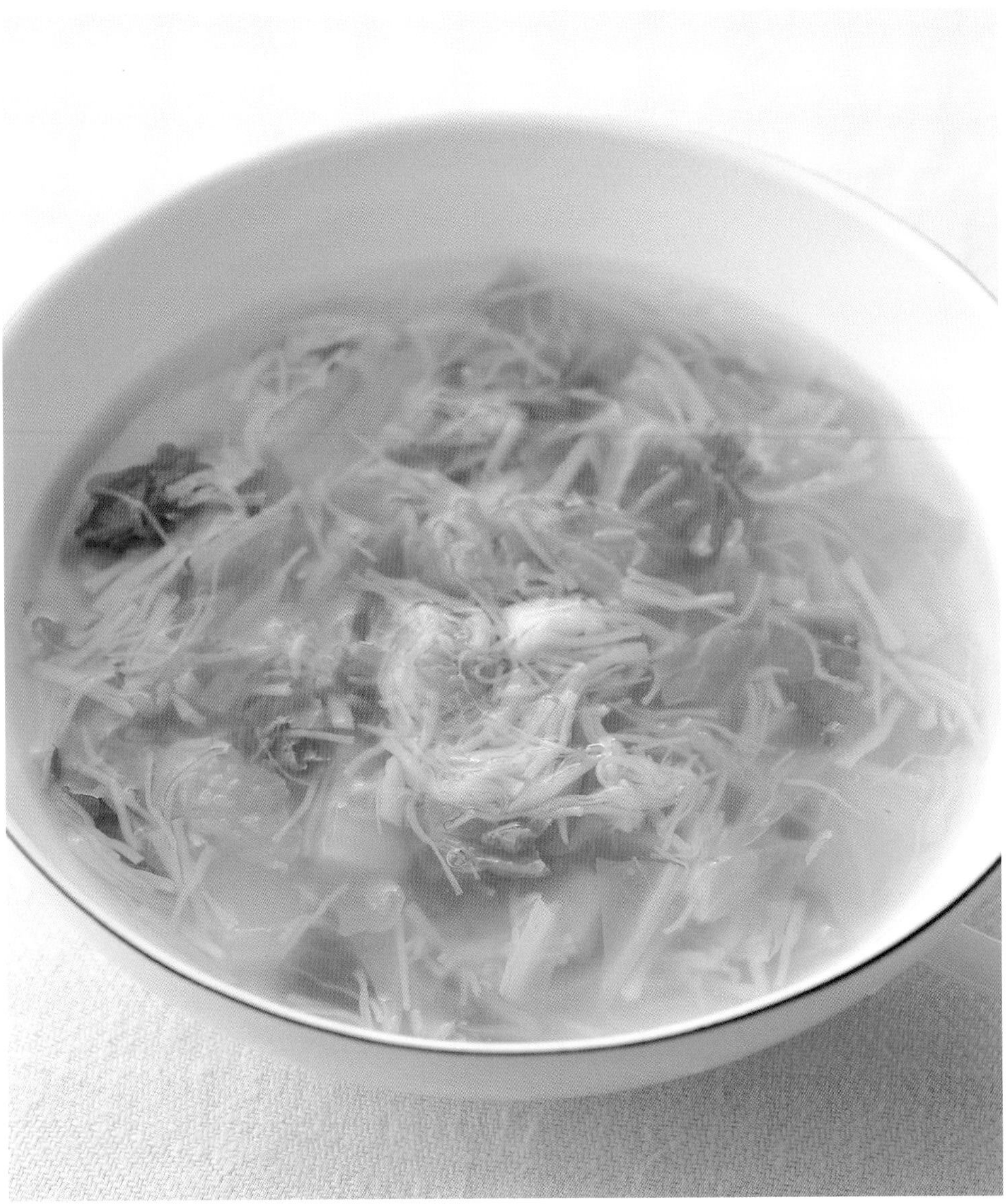

白菜とホタテのスープ

通便作用のある白菜にエネルギーを補うホタテを組み合わせ、老廃物排出パワーをアップ！

材料（2人分）
白菜…2枚(200g)
ホタテ貝柱（缶詰）
…小1缶(80g)
水…2カップ
酒…小さじ1
塩…適量
こしょう…少々

つくり方

1 白菜はひと口大のざく切りにし、ホタテ貝柱は身をほぐしておく（汁も捨てずに使う）。

2 鍋に白菜、ホタテ貝柱（汁ごと）、水、酒を入れて火にかけ、煮立ったらフタをして、弱火で8分ほど煮る。

3 塩、こしょうで味をととのえる。

キャベツとショウガだけのスープ

体全体の巡りをよくするショウガに、エネルギーの巡りを促すこしょうをプラスし、毒をスムーズに排出。

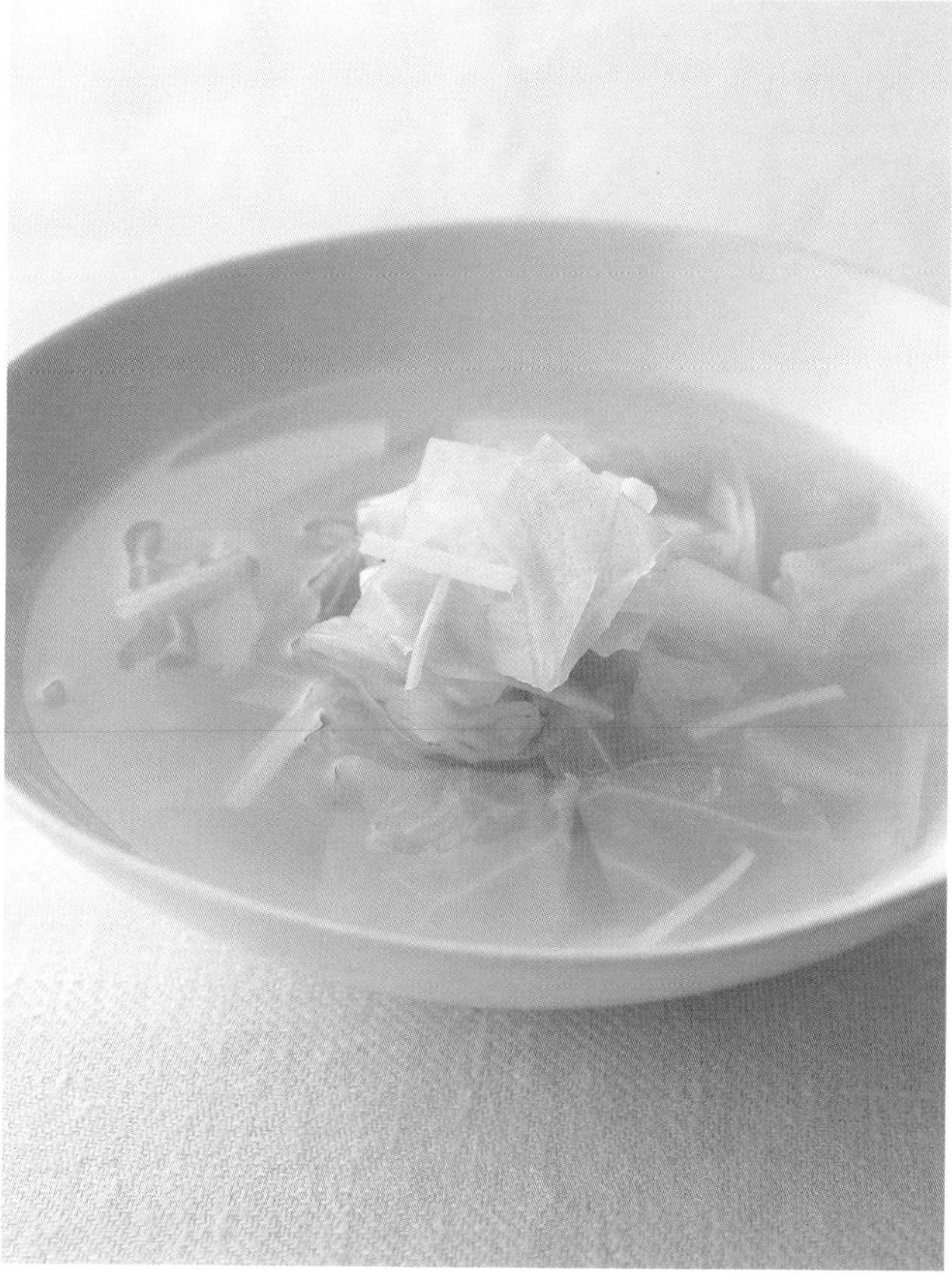

材料（２人分）
キャベツ…２枚（100g）
ショウガ…½かけ
チキンブイヨン…２カップ
塩…小さじ¼
こしょう…少々

つくり方
1 キャベツはひと口大のざく切りにし、ショウガはせん切りにする。
2 鍋にチキンブイヨンとキャベツを入れて火にかけ、煮立ったらフタをして、弱火で５分煮る。
3 ショウガを入れてさっと煮たら、塩、こしょうで味をととのえる。

白菜と油揚げの重ね蒸し煮

老廃物の排出に優れた白菜に、エネルギーを補う油揚げを合わせて毒出しをサポート。

材料（２人分）
白菜…２枚（200g）
油揚げ…２枚
長ネギ…½本
和風だし…2カップ
酒…小さじ1
しょうゆ…小さじ½
塩…適量

つくり方
1 白菜は油揚げと同じくらいの大きさに切る。長ネギは斜め薄切りにする。
2 鍋に白菜と油揚げを重ね入れ、和風だし、長ネギ、酒を加えて火にかける。煮立ったらフタをして、弱火で7分ほど煮る。
3 しょうゆ、塩で味をととのえ、食べやすい大きさに切って器に盛る。

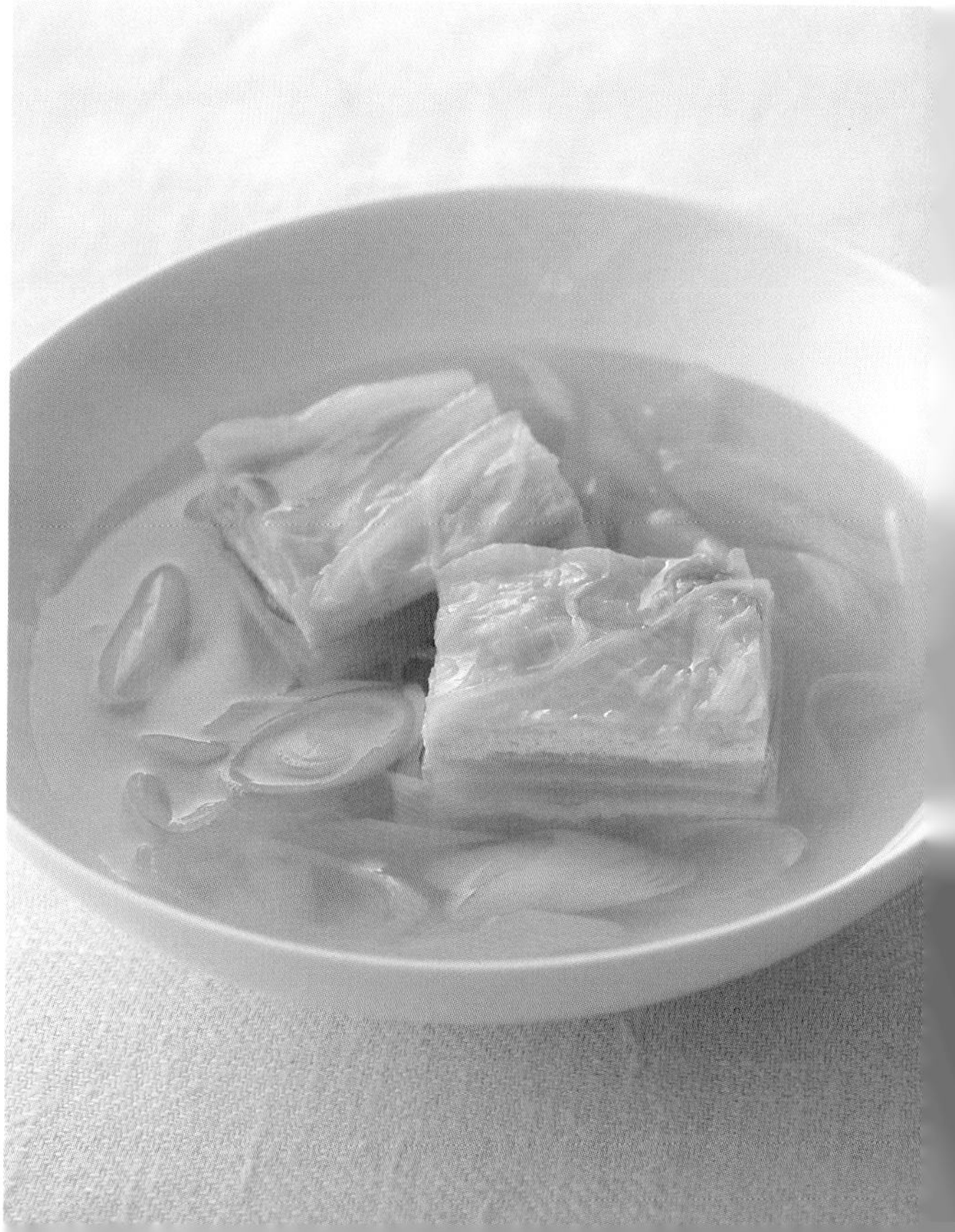

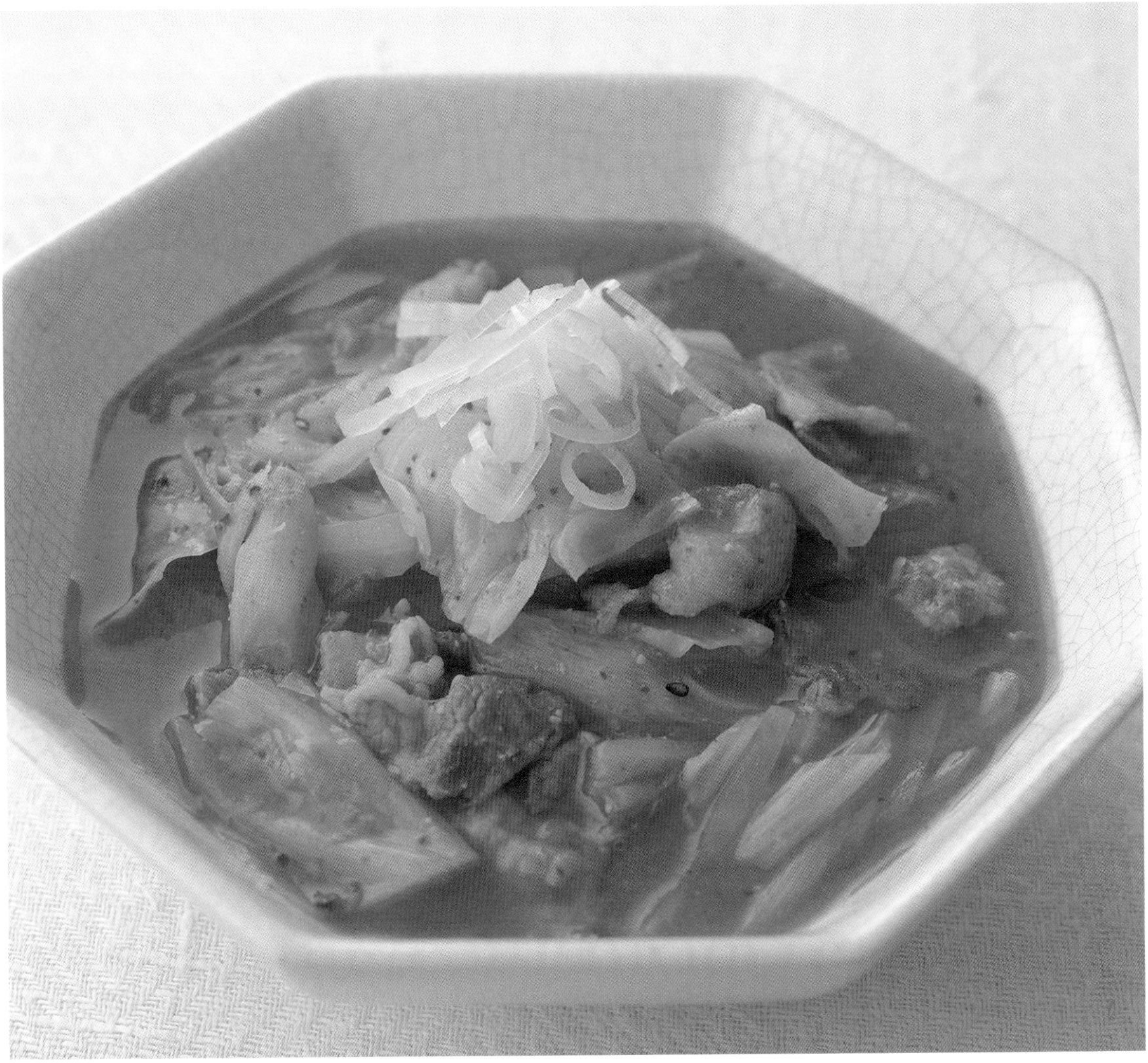

キャベツとキムチの韓国風スープ

キムチとコチュジャンに含まれる
唐辛子が発汗を促し、胃腸もスッキリ！

材料（2人分）
キャベツ…3枚（150g）
白菜キムチ…60g
豚バラ薄切り肉…60g
長ネギ…1本
ゴマ油…小さじ1
和風だし…2カップ
コチュジャン…小さじ½
みそ…大さじ1と½

つくり方

1 キャベツはひと口大のざく切りにし、豚バラ薄切り肉もひと口大に切る。長ネギは白い部分2～3㎝を小口切りにし、残りは斜め薄切りにする。キムチが大きい場合はひと口大に切る。

2 鍋にゴマ油を熱し、豚肉、斜め薄切りの長ネギ、キムチをさっと炒める。肉の色が変わったら和風だし、キャベツを入れて煮る。

3 キャベツがやわらかくなったらコチュジャン、みそを加えてひと煮立ちさせ、器に盛って長ネギの小口切りをのせる。

白菜とエビ、ニラのエスニックスープ

スタミナをアップさせるエビ、ニラ、ニンニクのトリオが、パワフルに毒出しを促す。

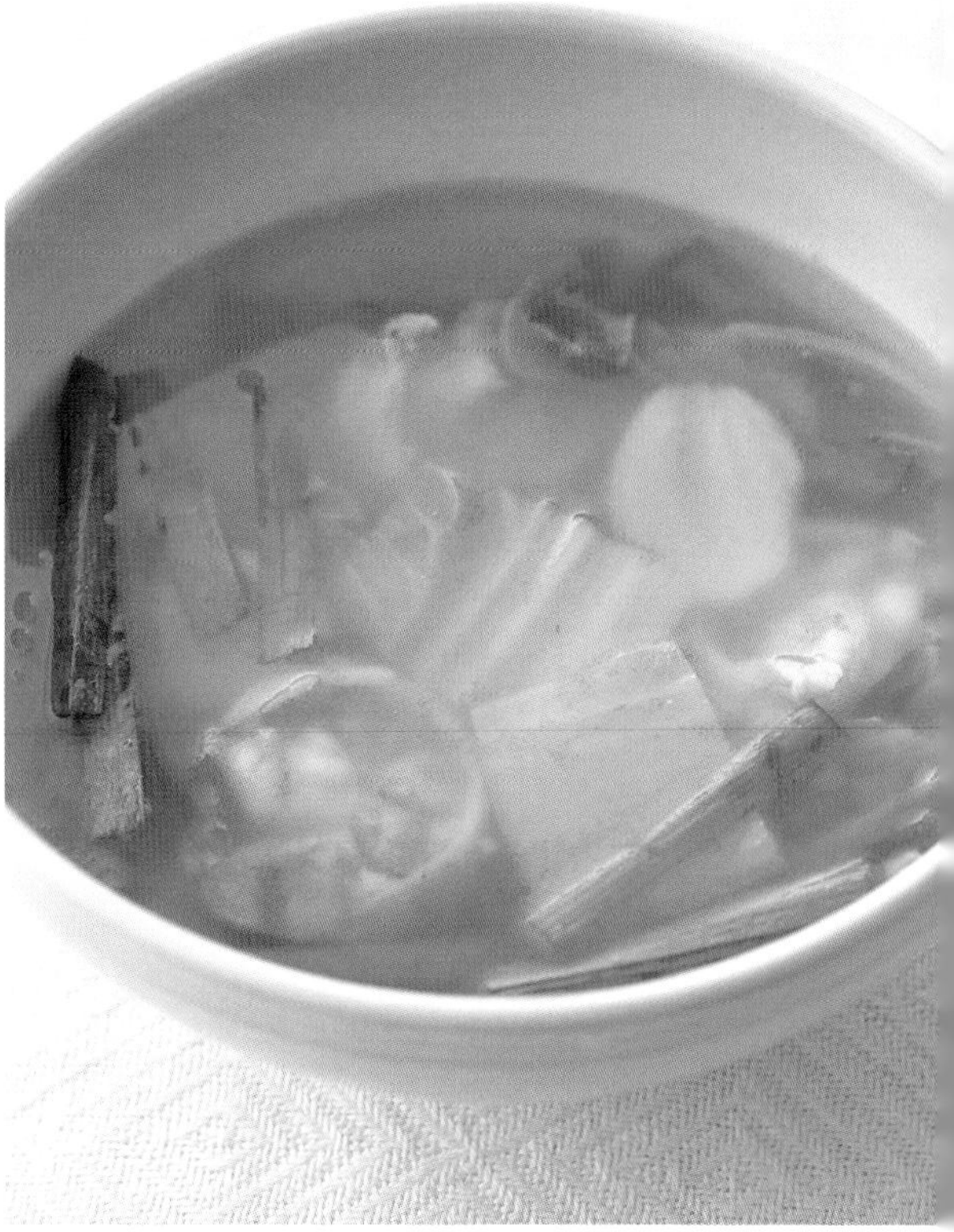

材料（2人分）

- **白菜**…2枚(200g)
- ニラ…4本
- エビ…6尾
- ニンニク…1かけ
- チキンブイヨン…2カップ
- ナンプラー…小さじ1
- 塩、こしょう…各少々
- サラダ油…小さじ1

つくり方

1 白菜はひと口大のざく切りにし、ニンニクは薄切りにする。ニラは4cm長さに切る。エビは殻と背ワタを除き、背に切り込みを入れ、塩と片栗粉各少々（ともに分量外）をふってもみ、さっと洗って水気をふく。

2 鍋にサラダ油とニンニクを入れて弱火にかけ、香りが立ったらエビを入れ、色が変わるまで炒める。

3 白菜とチキンブイヨンを入れて8分ほど煮る。ニラを加え、ナンプラー、塩、こしょうで味をととのえる。

ざっくりキャベツのポトフ

食物繊維たっぷりのゴボウ&ニンジンが便通を整えるので、便秘ぎみの人に。

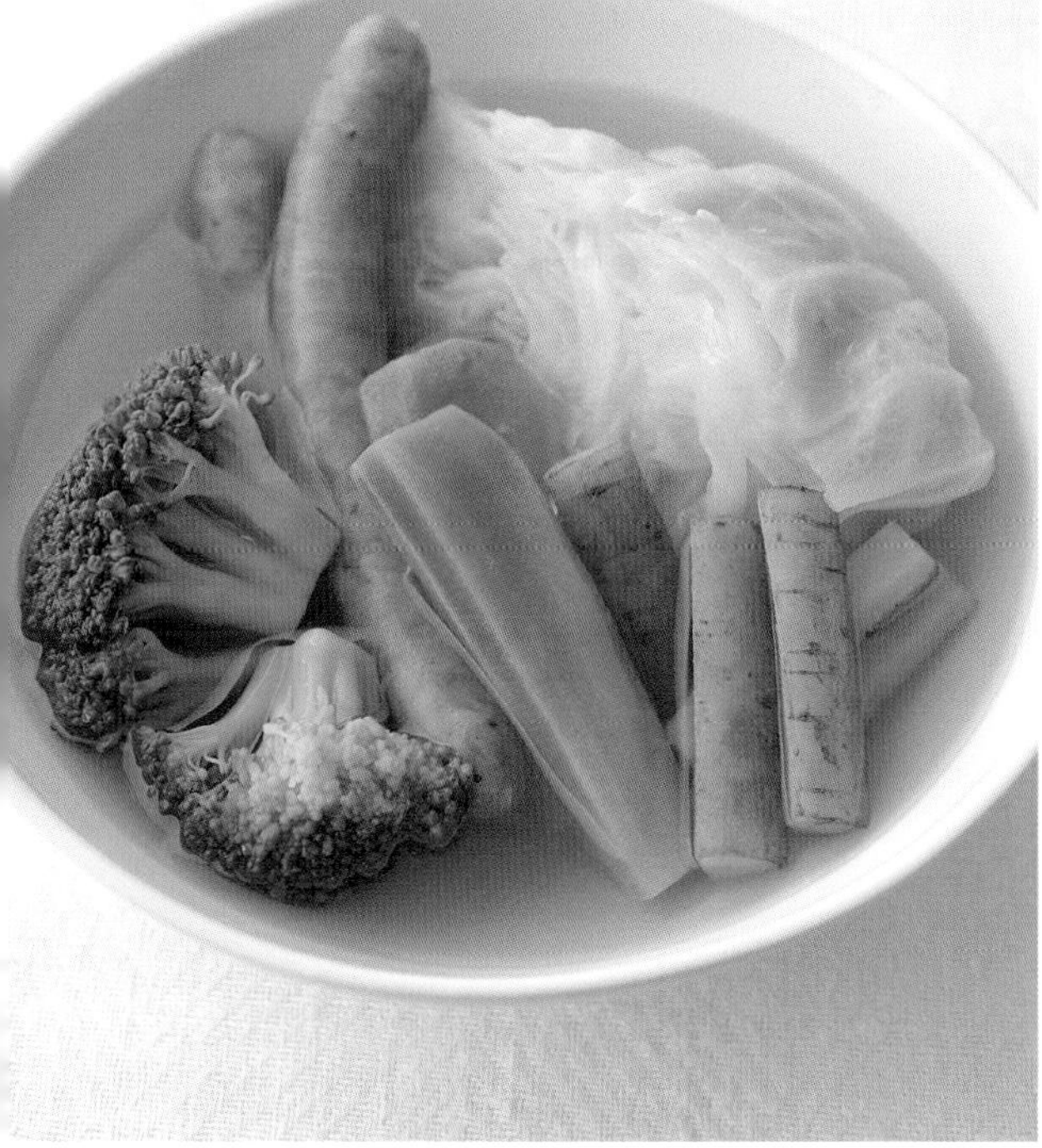

材料（2人分）

- **キャベツ**…¼玉(230g)
- ゴボウ…10cm
- ウインナソーセージ…4本
- ニンジン…½本(100g)
- ブロッコリー…¼株
- コンソメスープ…3カップ
- 塩、こしょう…各少々

つくり方

1 キャベツは芯を切り離さないように半分に切る。ゴボウは長さを半分に切って4つ割りにする。ニンジンも4つ割りにする。

2 鍋に**1**、コンソメスープ、ソーセージを入れて火にかけ、煮立ったらフタをして、弱火で20分ほど煮る。

3 野菜がやわらかくなったら、小房に分けたブロッコリーを加えてひと煮立ちさせ、塩、こしょうで味をととのえる。

毒出し食材 2 緑の葉物

チンゲンサイ・小松菜

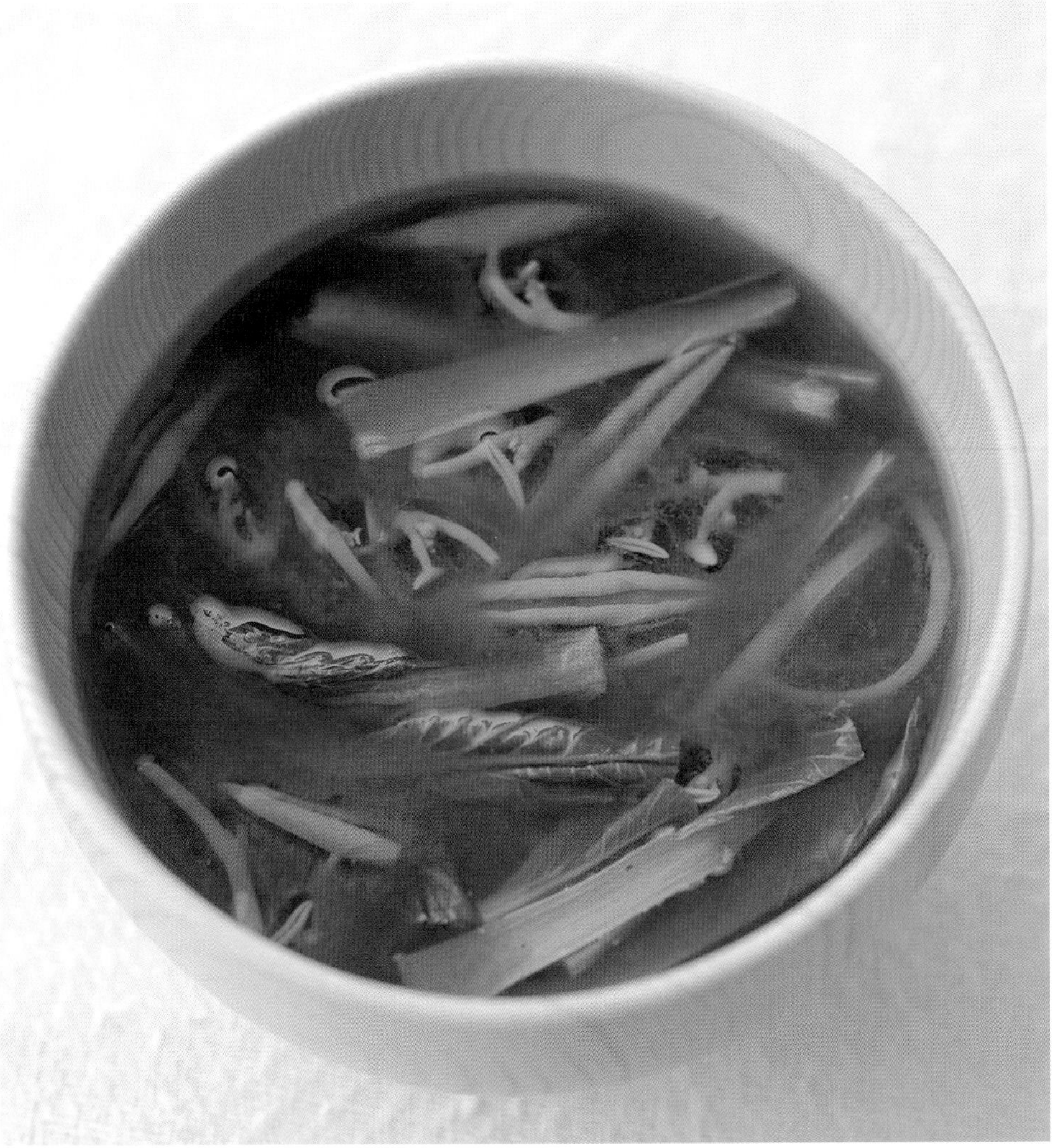

小松菜とじゅんさいのみそ汁

食物繊維が豊富で解毒作用を持つじゅんさいと小松菜のコンビ。みそにも解毒効果アリ。

材料（2人分）

小松菜…2株
じゅんさい…½袋(50g)
和風だし…2カップ
赤みそ…大さじ1と½
※なければ、好みのみそでも可

つくり方

1 小松菜は4㎝長さに切る。じゅんさいはさっとゆでておく。

2 鍋に和風だしを入れて火にかけ、煮立ったら小松菜の茎を入れる。ひと煮立ちしたら小松菜の葉、じゅんさいを加え、みそを溶き入れる。

チンゲンサイとタマネギのスープ

血の巡りをよくする2つの食材をシンプルに合わせたスープで、血液をサラサラに。

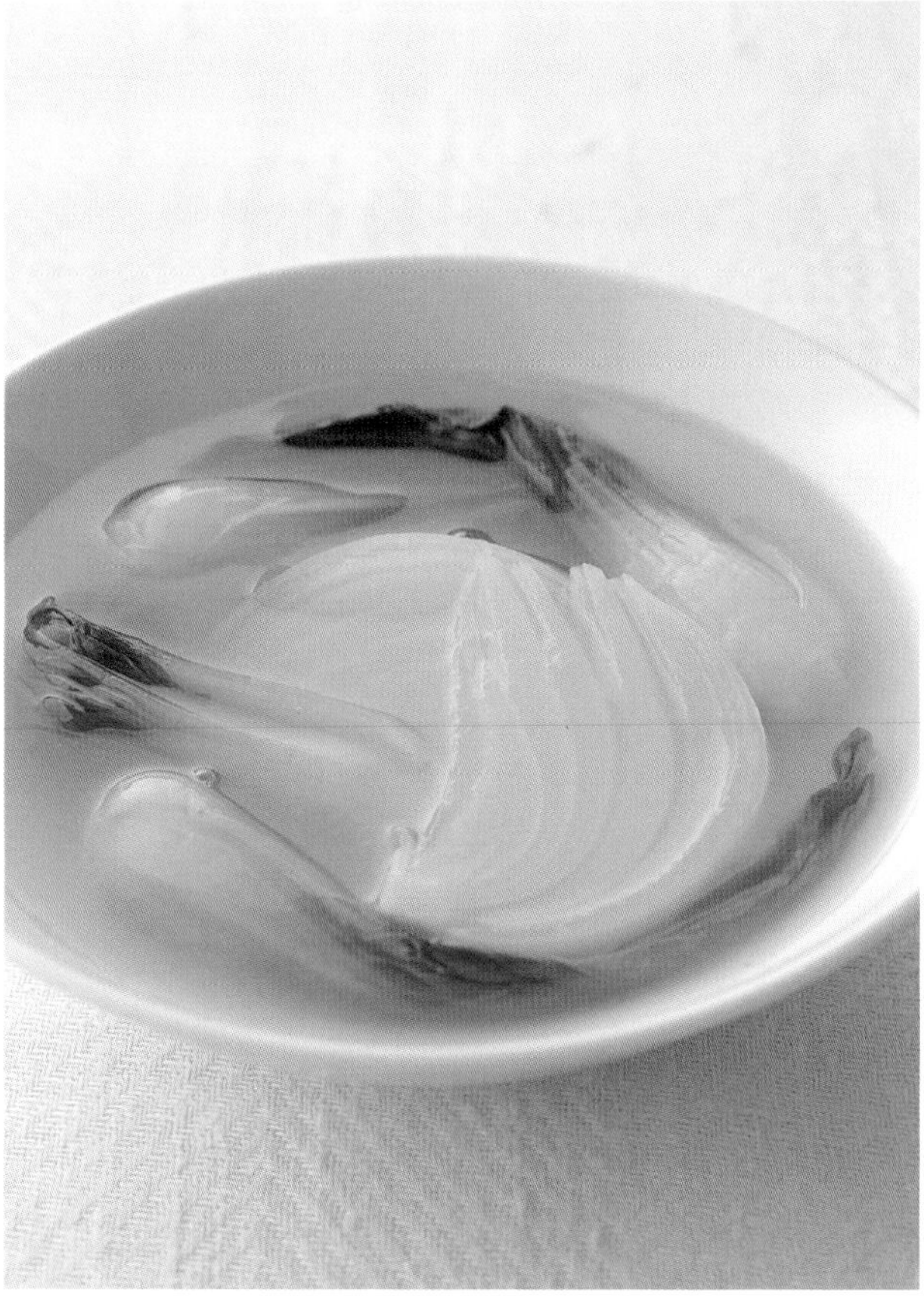

材料（2人分）

チンゲンサイ…1株

タマネギ…大¼個

チキンブイヨン…2カップ

塩…適量

こしょう…少々

つくり方

1 チンゲンサイは6つ割りに、タマネギは4つ割りにする。

2 鍋にチキンブイヨンとタマネギを入れて火にかけ、煮立ったらフタをし、弱火で8分ほど煮る。

3 タマネギがやわらかくなったら、チンゲンサイを加えてさっと煮て、塩、こしょうで味をととのえる。

小松菜と豆腐の翡《ヒ》翠《スイ》スープ

エネルギーを補って体を潤す豆腐、温め効果を持つショウガ入りで冷え解消にもおすすめのメニュー。

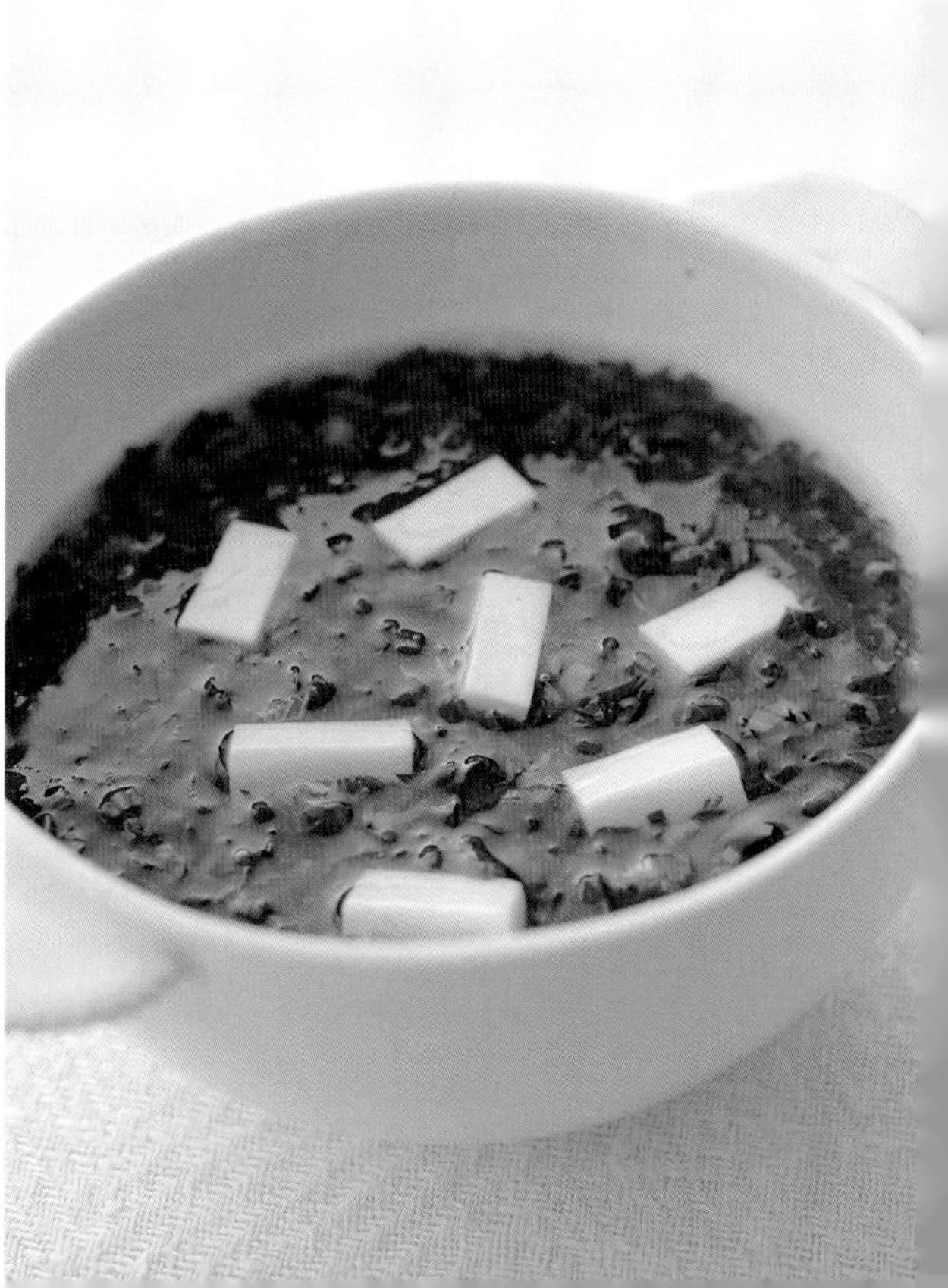

材料（2人分）

小松菜…4株

絹ごし豆腐…100g

和風だし…2カップ

薄口しょうゆ…小さじ½

ショウガの絞り汁…小さじ1

塩…適量

水溶き片栗粉

［片栗粉、水…各小さじ2］

つくり方

1 小松菜はさっとゆでて水気を絞り、粗みじん切りにする。絹ごし豆腐は食べやすく切る。

2 鍋に和風だしを入れて火にかけ、小松菜、薄口しょうゆ、塩、ショウガの絞り汁を加える。

3 ひと煮立ちしたら水溶き片栗粉でとろみをつける。豆腐を加えて温め、火を止める。

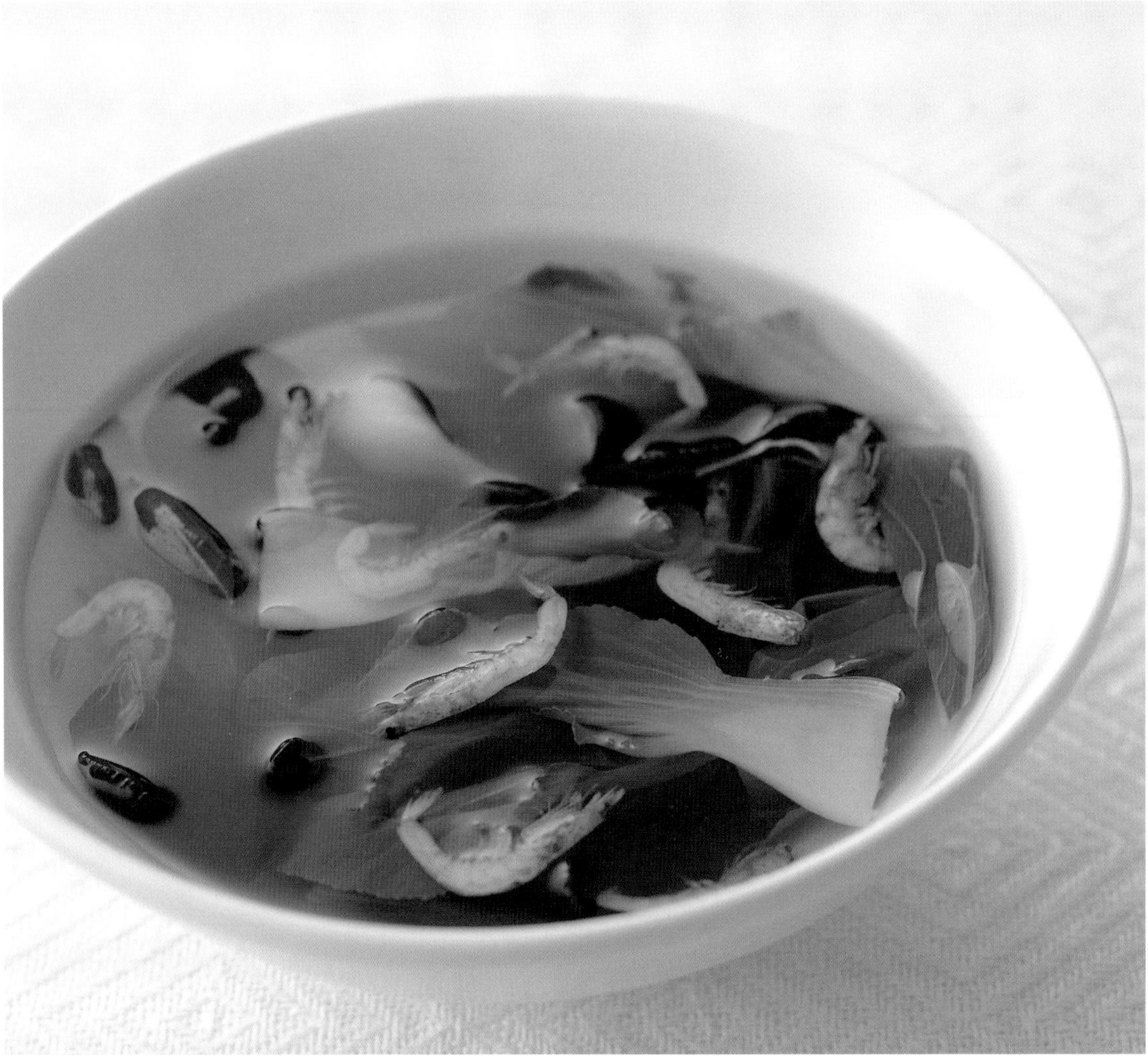

チンゲンサイとキクラゲの桜エビスープ

血をきれいにするキクラゲを、余分な水を排出する昆布のだしでスープに。美肌効果にも期待！

材料（2人分）

チンゲンサイ…2株
キクラゲ（乾燥）…3g
桜エビ…3g
だし昆布…5cm角×1枚
水…2カップ
しょうゆ…小さじ½
塩…適量

つくり方

1 鍋にだし昆布、桜エビ、水を入れて、そのまま約1時間おく。

2 キクラゲは水で戻し、ひと口大に切る。チンゲンサイはざく切りにする。

3 **1**を中火にかけ、煮立つ直前に昆布を取り出し、煮立ったらキクラゲを入れてさっと煮る。チンゲンサイを加え、しょうゆ、塩で味をととのえる。

小松菜とジャガイモのポタージュ

ジャガイモと小松菜のダブルの解毒作用で、体がスッキリするポタージュ。

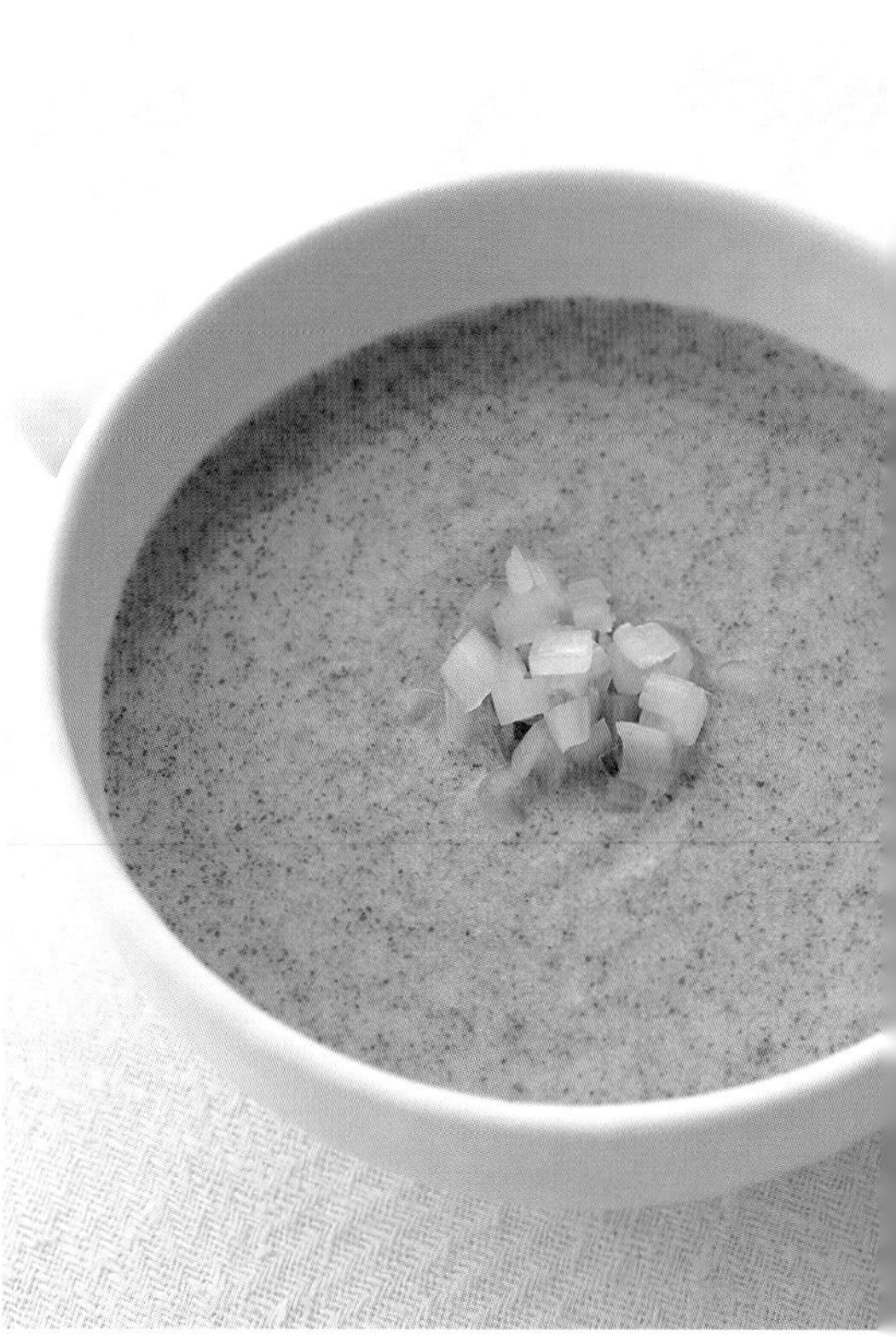

材料（2人分）

小松菜…4株
ジャガイモ…1個
タマネギ…½個
野菜ブイヨン…1カップ
※なければ、チキンブイヨンかコンソメスープでも可
牛乳…150ml
塩…適量
こしょう…少々
オリーブオイル…小さじ1

つくり方

1 小松菜はざく切り、ジャガイモは5㎜厚さの半月切り、タマネギは薄切りにする。

2 鍋にオリーブオイルを熱してタマネギとジャガイモを炒め、しんなりしたら野菜ブイヨンを加える。煮立ったらフタをして、弱火で8分ほど煮る。

3 小松菜の茎、葉を順に加え、やわらかくなったら小松菜の茎2、3本を取り出し、飾り用に細かく刻んでおく。残りを汁ごとフードプロセッサーに入れ、なめらかになるまで攪拌《カクハン》する。

4 **3**のペーストを鍋に戻し、牛乳を加えて温める。塩、こしょうで味をととのえ、刻んだ小松菜の茎をのせる。

※冷ましてから密閉容器に入れ、冷蔵庫で保存できる。2～3日以内に食べきる

チンゲンサイとカニのみそ汁

古い血をきれいにするカニは、小松菜と組み合わせれば相乗効果が期待できる。二日酔いにもおすすめ。

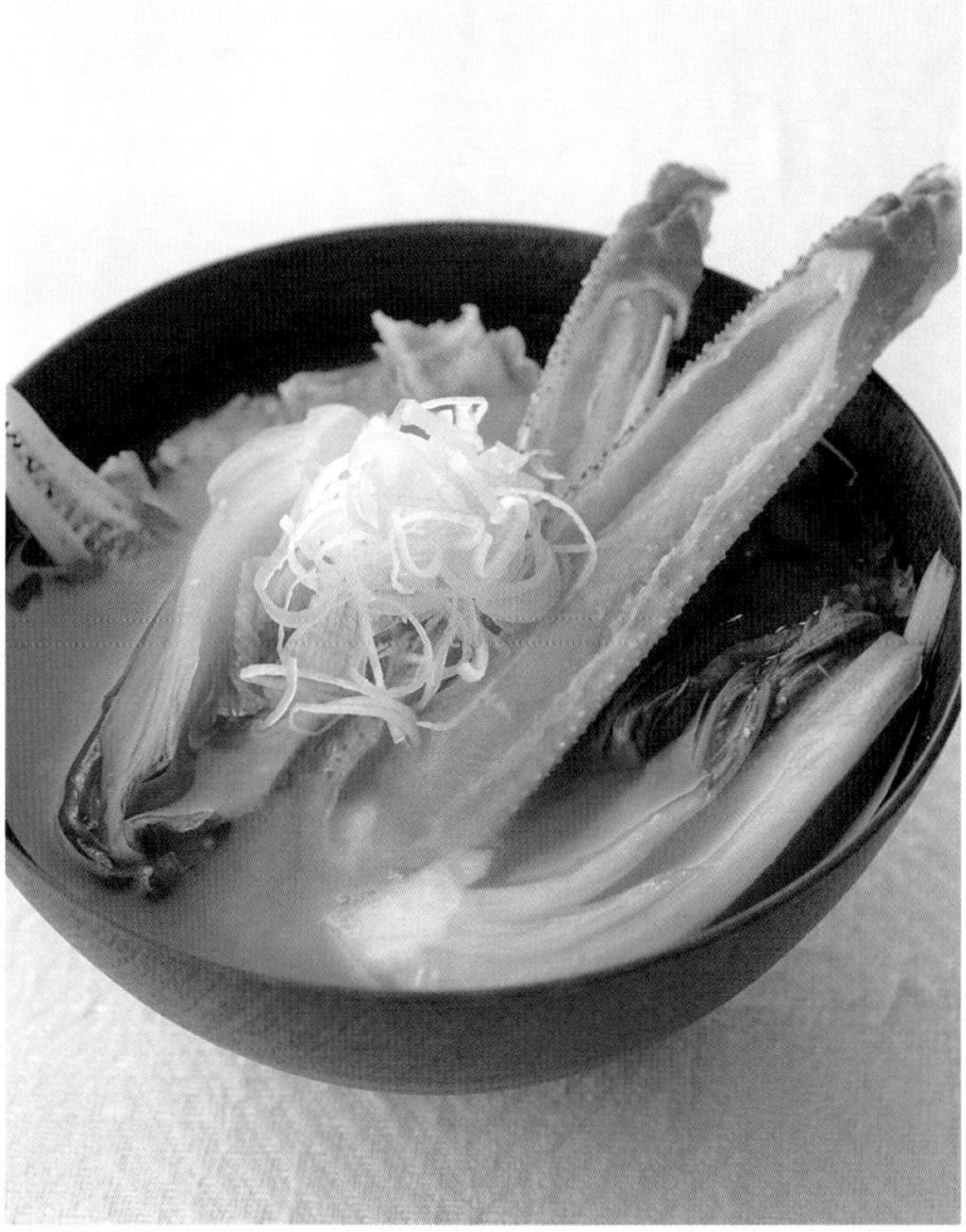

材料（2人分）

チンゲンサイ…2株
カニ（殻つき）…150g
だし昆布…5cm角×1枚
水…500ml
みそ…大さじ1と½
長ネギ…¼本

つくり方

1 チンゲンサイはざく切りにする。長ネギは薄い小口切りにする。

2 鍋に水、だし昆布、カニを入れて火にかけ、煮立つ直前に昆布を取り出す。煮立ったら弱火にし、アクを取りながら10分ほど煮る。

3 チンゲンサイを加え、みそを溶き入れる。器に盛り、長ネギをのせる。

毒出し食材
3
根菜

大根・レンコン

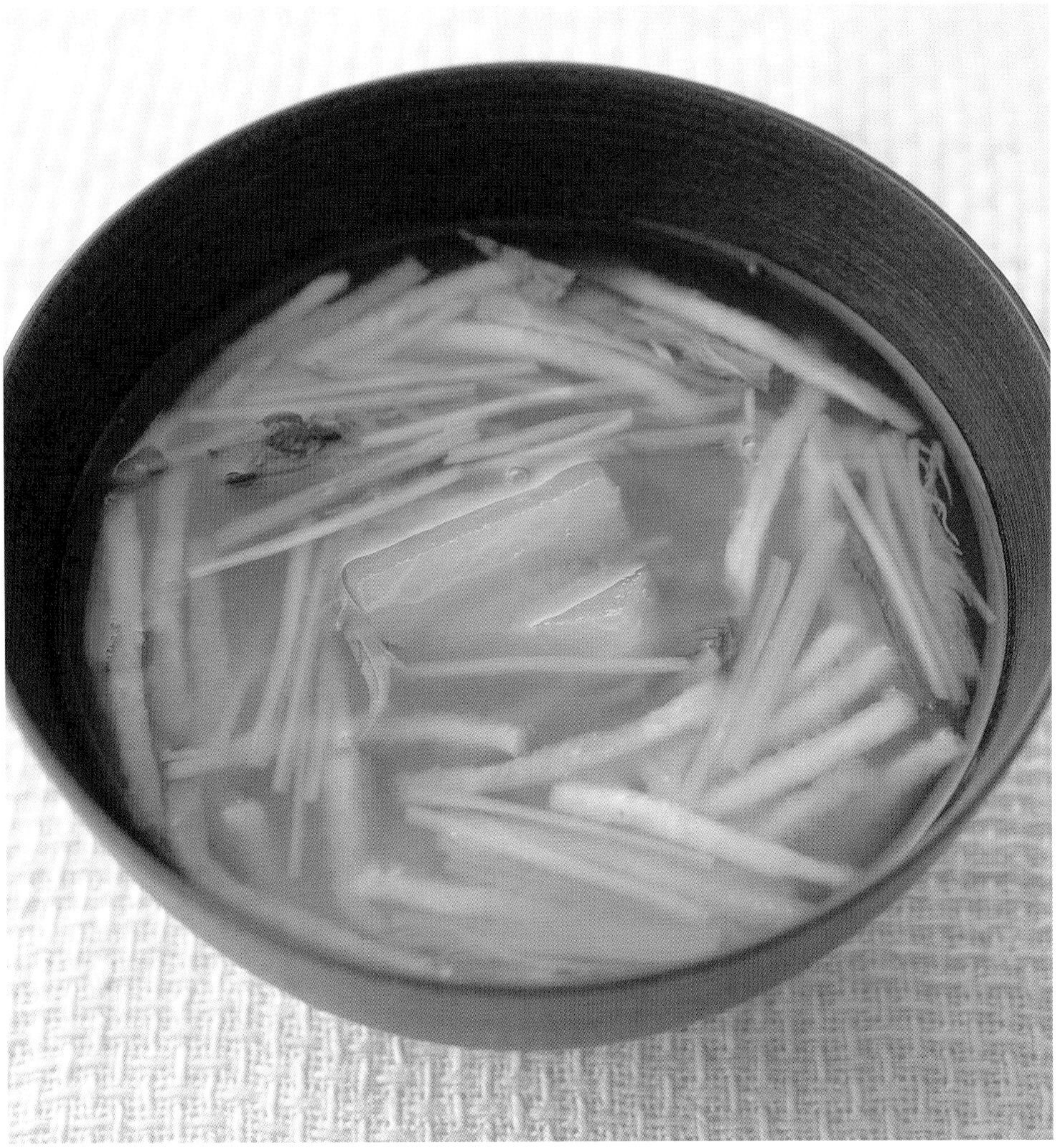

ダブル大根と水菜のみそ汁

干すことで栄養が凝縮した切り干し大根と、生の大根のコンビが効果的。

材料（2人分）

大根…4cm（60g）
水菜…1株
切り干し大根（乾燥）…3g
だし昆布…5cm角×1枚
水…2カップ
みそ…大さじ1と½

つくり方

1 切り干し大根はキッチンバサミで食べやすい長さに切る。大根は7㎜厚さの短冊切りにし、水菜は4㎝長さに切る。

2 鍋にだし昆布、切り干し大根、水を入れ、そのまま1時間ほどおく。

3 **2**を火にかけ、煮立つ直前に昆布を取り出し、大根を入れて8分ほど、火が通るまで煮る。

4 大根がやわらかくなったら、水菜を加えてひと煮立ちさせ、みそを溶かし入れる。

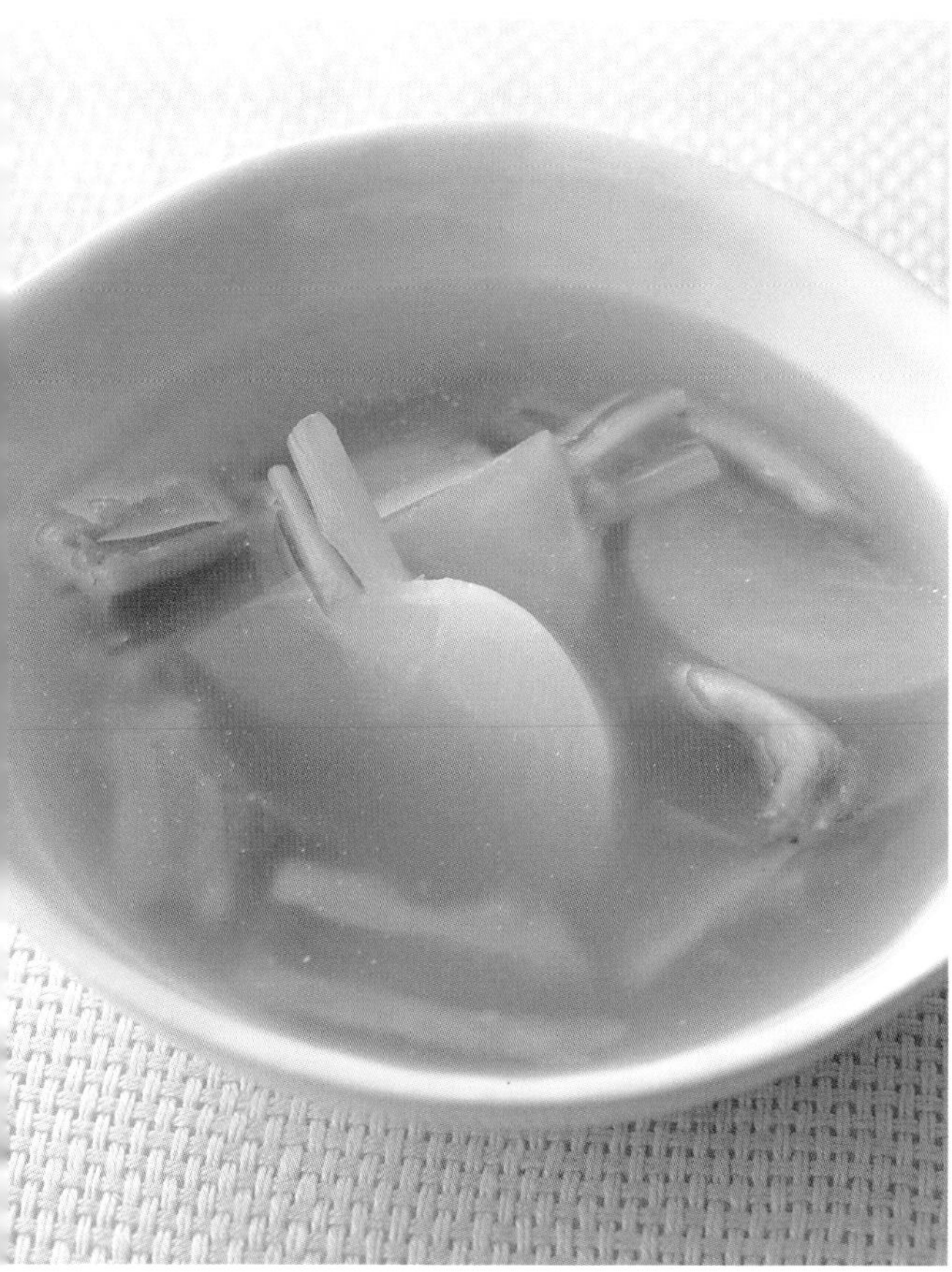

叩きレンコンとカブのスープ

むくみが気になるときや、血の巡りをよくしたいときに摂りたいレンコンとカブの組み合わせ。

材料（2人分）
レンコン…小1節（120g）
カブ…大1個
チキンブイヨン…2カップ
しょうゆ…小さじ½
塩…適量
こしょう…少々

つくり方

1 レンコンはめん棒などで叩き、食べやすい大きさに割り、かぶるくらいの水に酢を数滴（分量外）入れ、5分ほどつけてあく抜きする。カブは6つ割りにする。

2 鍋にチキンブイヨンとレンコン、カブを入れて火にかけ、8分ほど煮る。やわらかくなったら、しょうゆ、塩、こしょうで味をととのえる。

みぞれ汁

葉も使って、大根の栄養をまるごと摂取。消化にいい大根をすりおろし、より胃腸にやさしく。

材料（2人分）
大根…4cm（150g）
大根の葉（あれば）…適量
和風だし…2カップ
しょうゆ…小さじ½
塩…適量

つくり方

1 大根はすりおろす。大根の葉があれば、細かく刻んで塩もみし（塩は分量外）、水気を絞っておく。

2 鍋に和風だしを入れて火にかけ、大根おろしを入れ、しょうゆ、塩で味をととのえる。器に盛り、大根の葉を散らす。

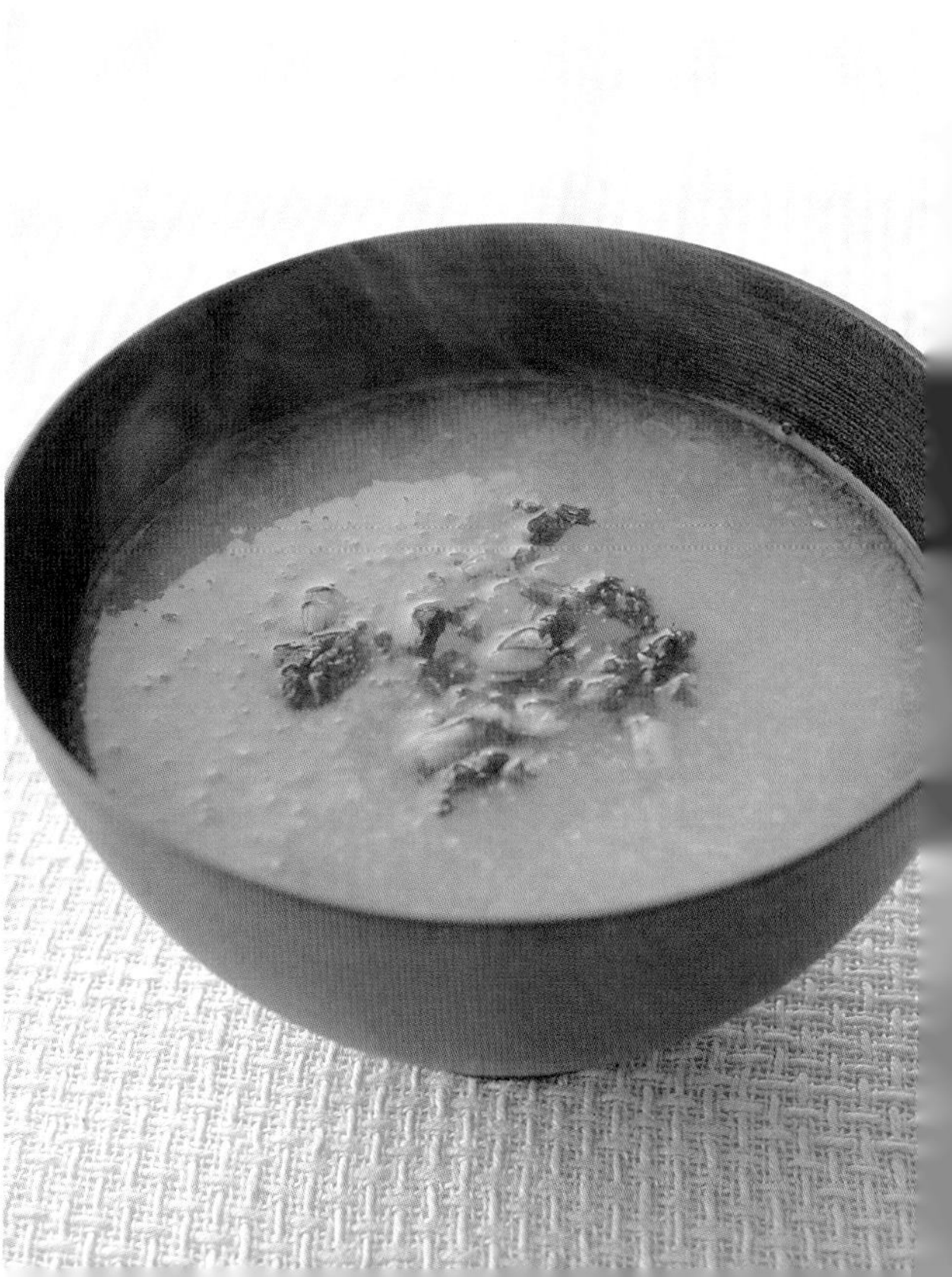

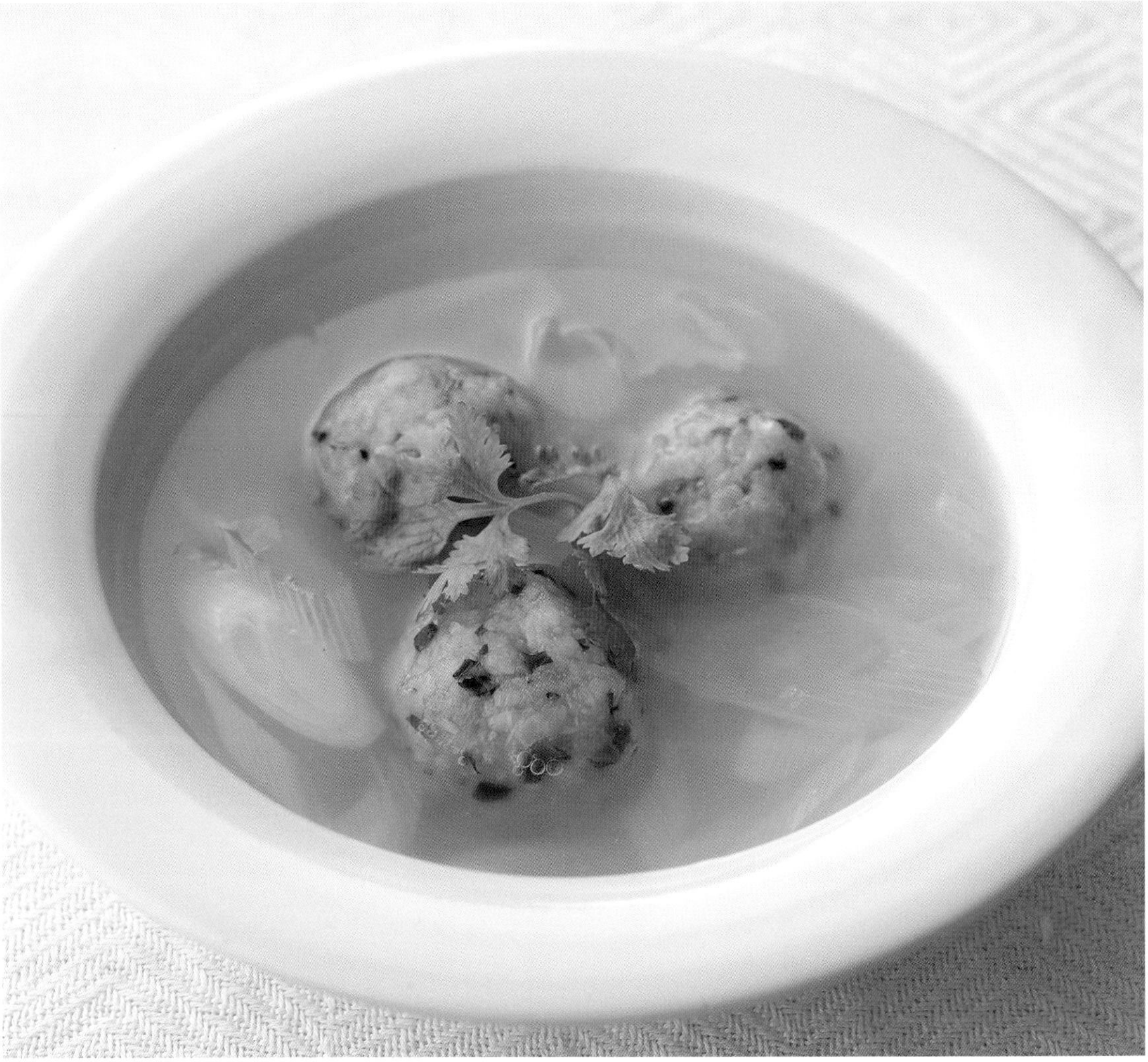

レンコン入り玄米団子のスープ

エネルギーを補って、便通も整える玄米を使い、毒出しをよりスムーズに。

材料（2人分）

A
- レンコン…小1節
- 玄米ごはん…茶碗½杯弱(60g)
- ショウガ…½かけ(5g)
- キクラゲ(乾燥)…2g
- 塩…小さじ¼
- 片栗粉…小さじ2

チキンブイヨン…2カップ
しょうゆ…小さじ½
塩…適量
こしょう…少々
長ネギ…½本
香菜(あれば)…適量

つくり方

1 レンコンは皮をむき、かぶるくらいの水に酢を数滴（分量外）入れ、5分ほどつけてあく抜きする。

2 **1**をすりおろし、ザルにあげて汁をきり、汁もとっておく。玄米ごはんはスプーンの背でつぶしておく。ショウガはみじん切りにし、キクラゲも水で戻してみじん切りにする。長ネギは斜め切りにする。

3 レンコンのおろし汁以外のAの材料をすべてボウルに混ぜ合わせ、6等分にして団子をつくる。

4 鍋にチキンブイヨン、レンコンのおろし汁を入れ、混ぜながら2分ほど中火にかけ、とろみをつける。

5 **3**、長ネギを加えて8分ほど煮たら、しょうゆ、塩、こしょうで味をととのえる。器に盛り、あれば香菜を飾る。

ふろふき大根の汁椀

エネルギーの巡りを整える大根に、同じ効果を持つ柚子こしょうをのせて。

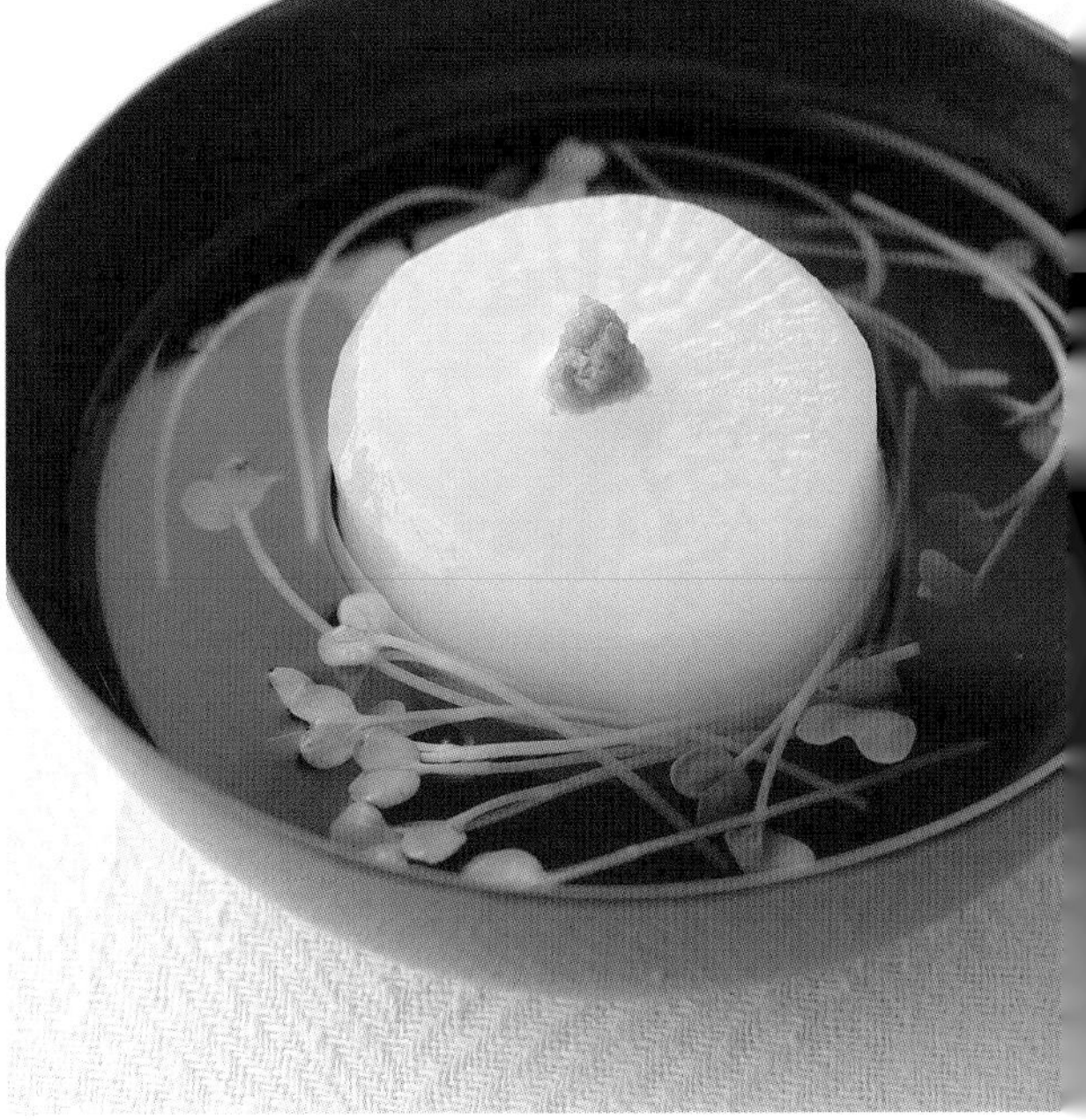

材料（2人分）

大根…8cm
和風だし…4カップ
しょうゆ…大さじ⅔
みりん…小さじ1
塩…適量
カイワレ大根、柚子こしょう…各適量

つくり方

1 大根は半分の長さに切り、十字の切り込みを入れる。カイワレ大根は根を除く。

2 鍋に和風だしと大根（切り込みを下にする）を入れ、火にかける。煮立ったら落としブタをし、さらに鍋のフタをして、フツフツ煮立つくらいの弱火で20分ほど煮る。

3 大根がやわらかくなったら、しょうゆ、みりんを加えて5分煮て、塩で味をととのえる。カイワレ大根を入れて火を止める。器に盛り、柚子こしょうをのせる。

レンコンとイワシのつみれ汁

エネルギーを補うイワシが、レンコンの毒出し効果をサポート。

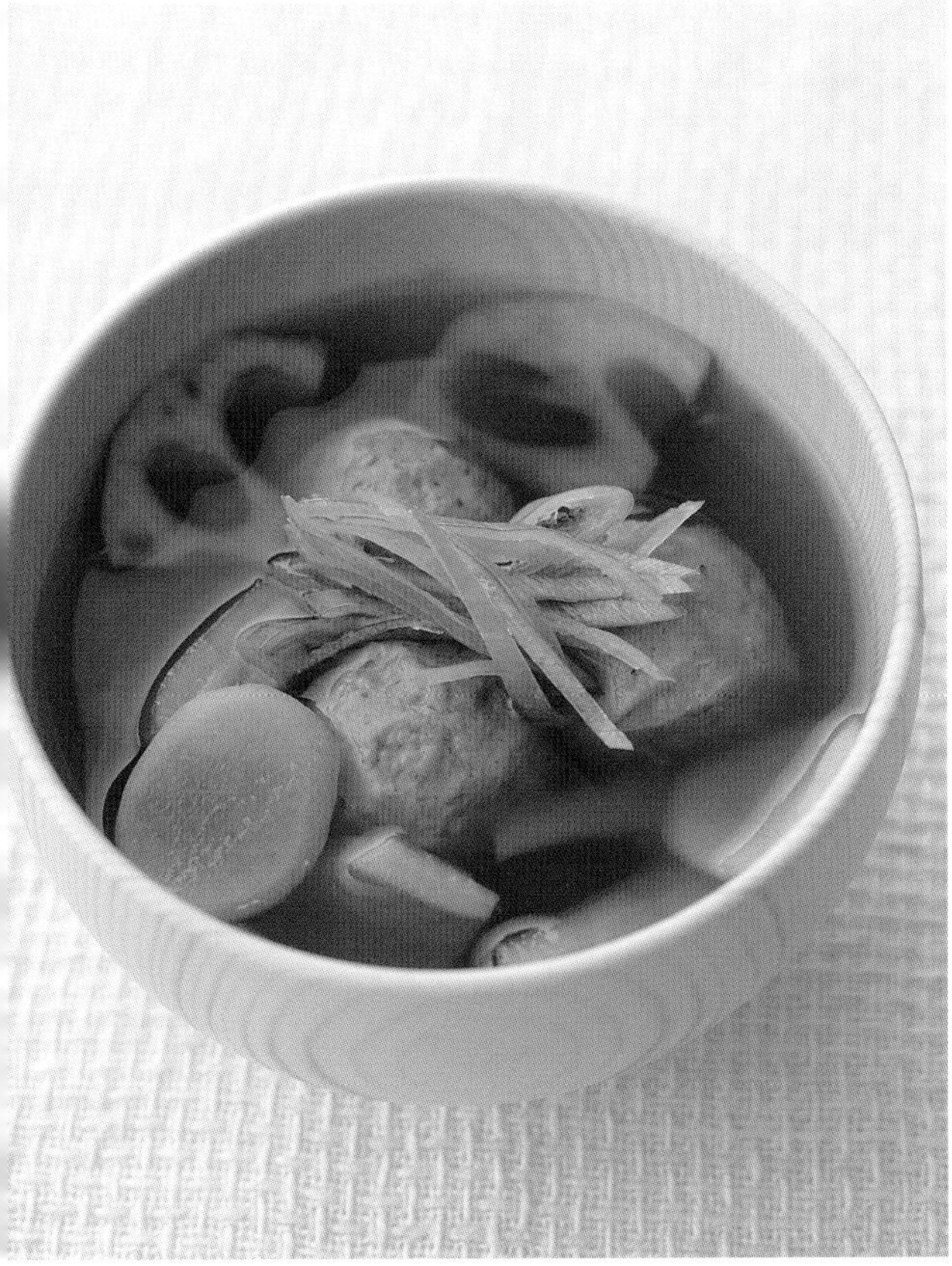

材料（2人分）

レンコン…150g
イワシのつみれ（市販品）…6個
ショウガの薄切り…3枚
和風だし…3カップ
酒…大さじ1
しょうゆ…大さじ½
砂糖…小さじ½
長ネギの青い部分…適量

つくり方

1 レンコンはひと口大の乱切りにし、P24と同様にあく抜きする。長ネギは斜め薄切りにする。

2 鍋に和風だし、レンコン、イワシのつみれ、酒、ショウガの薄切りを入れて火にかけ、煮立ったら弱火にして10分ほど煮る。

3 砂糖、しょうゆで味をつけ、15分煮て味を煮含める。器に盛り長ネギをのせる。

毒出し食材
4
キノコ類

シイタケ・エノキダケ

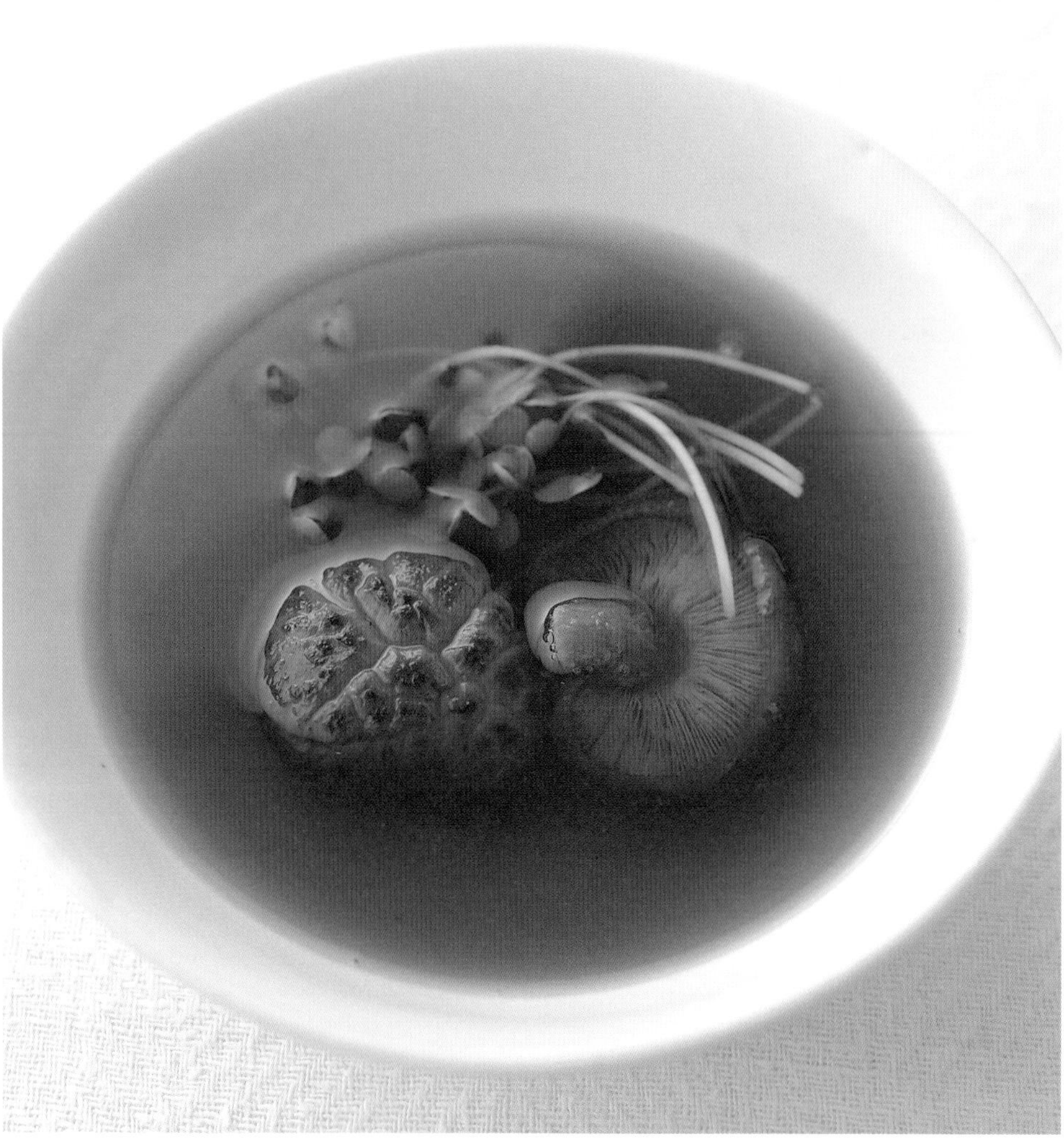

干しシイタケのスープ

血中コレステロールを減少させ、血液サラサラ効果も期待できる、干しシイタケが主役のシンプルスープ。

材料（２人分）
干しシイタケ（どんこ）
…４～５個
水…３カップ
しょうゆ…適量
カイワレ大根…適量

つくり方
1 干しシイタケはひと晩水につけて戻す。
2 カイワレ大根は根を除く。
3 **1**を戻し汁ごと鍋に入れて$\frac{2}{3}$量まで煮詰め、しょうゆで味つけをする。器に盛ってカイワレ大根を添える。

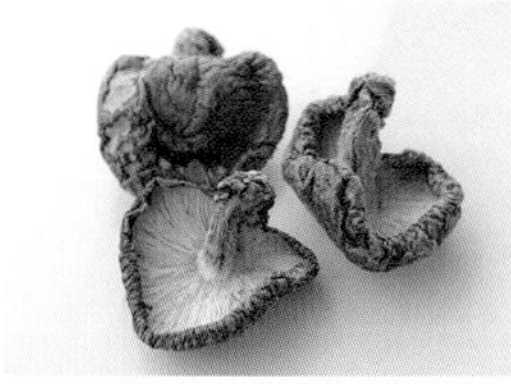

干しシイタケ
生のシイタケ同様の毒出し効果が期待できる食材。干すことでうまみやエキスが凝縮しているので、だしにもなって一石二鳥

エノキと湯葉のみそ汁

胃腸の調子を整え、通便作用に優れたエノキに、同じく胃腸によい湯葉をプラス。

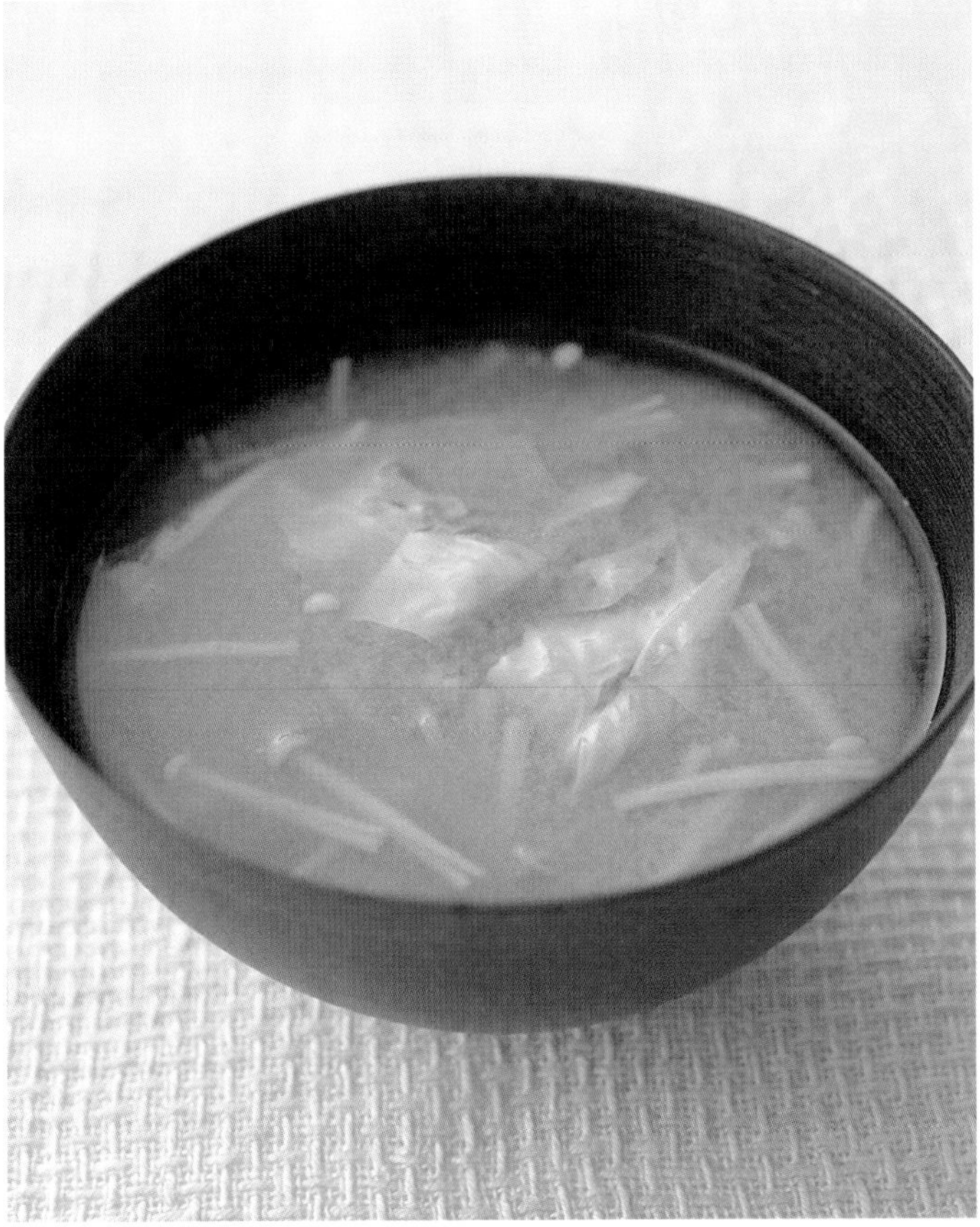

材料（2人分）
エノキダケ
…½袋（50g）
巻き湯葉（乾燥）…2個
和風だし…2カップ
みそ…大さじ1と½

つくり方
1 エノキダケは石づきを除き、食べやすい長さに切る。
2 鍋に和風だしを入れて火にかけ、煮立ったら、エノキを入れて煮る。巻き湯葉も入れ、やわらかくなったら、みそを溶き入れる。

キノコ汁

3種のキノコを組み合わせて解毒作用をアップ！ミネラルや食物繊維もたっぷり。

材料（2人分）
シイタケ…3個
エノキダケ…⅓袋（30g）
なめこ…½袋
和風だし…2カップ
しょうゆ…小さじ½
塩…適量
ミツバ…適量

つくり方
1 シイタケは石づきを除いて薄切りにし、エノキダケも石づきを除き、食べやすい長さに切る。なめこはさっと熱湯をかける。
2 鍋に和風だしを入れ火にかけ、煮立ったら1を入れる。再び煮立ったら、弱火にして約8分煮る。
3 しょうゆと塩で味をととのえ、器に盛ってミツバを飾る。

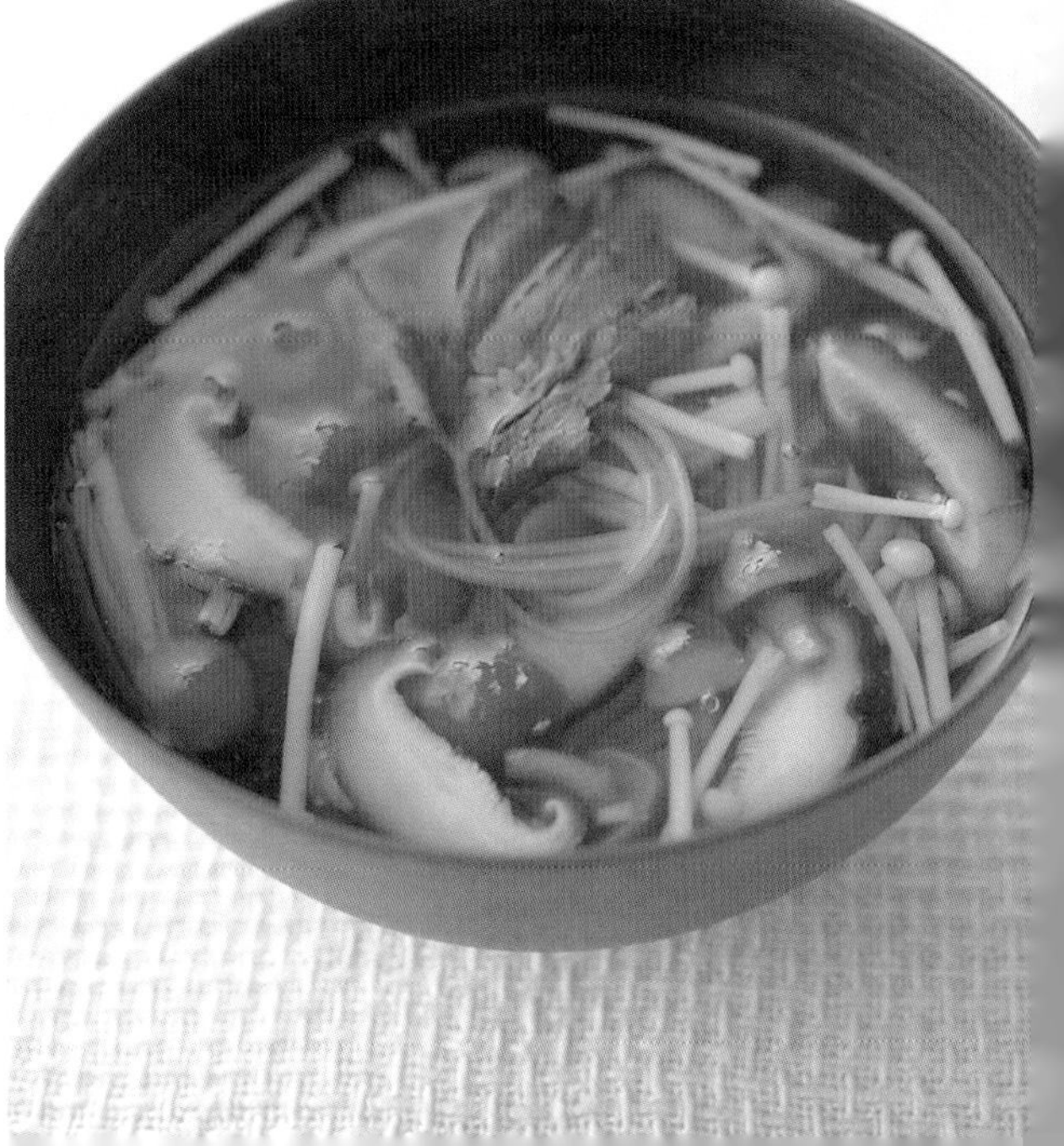

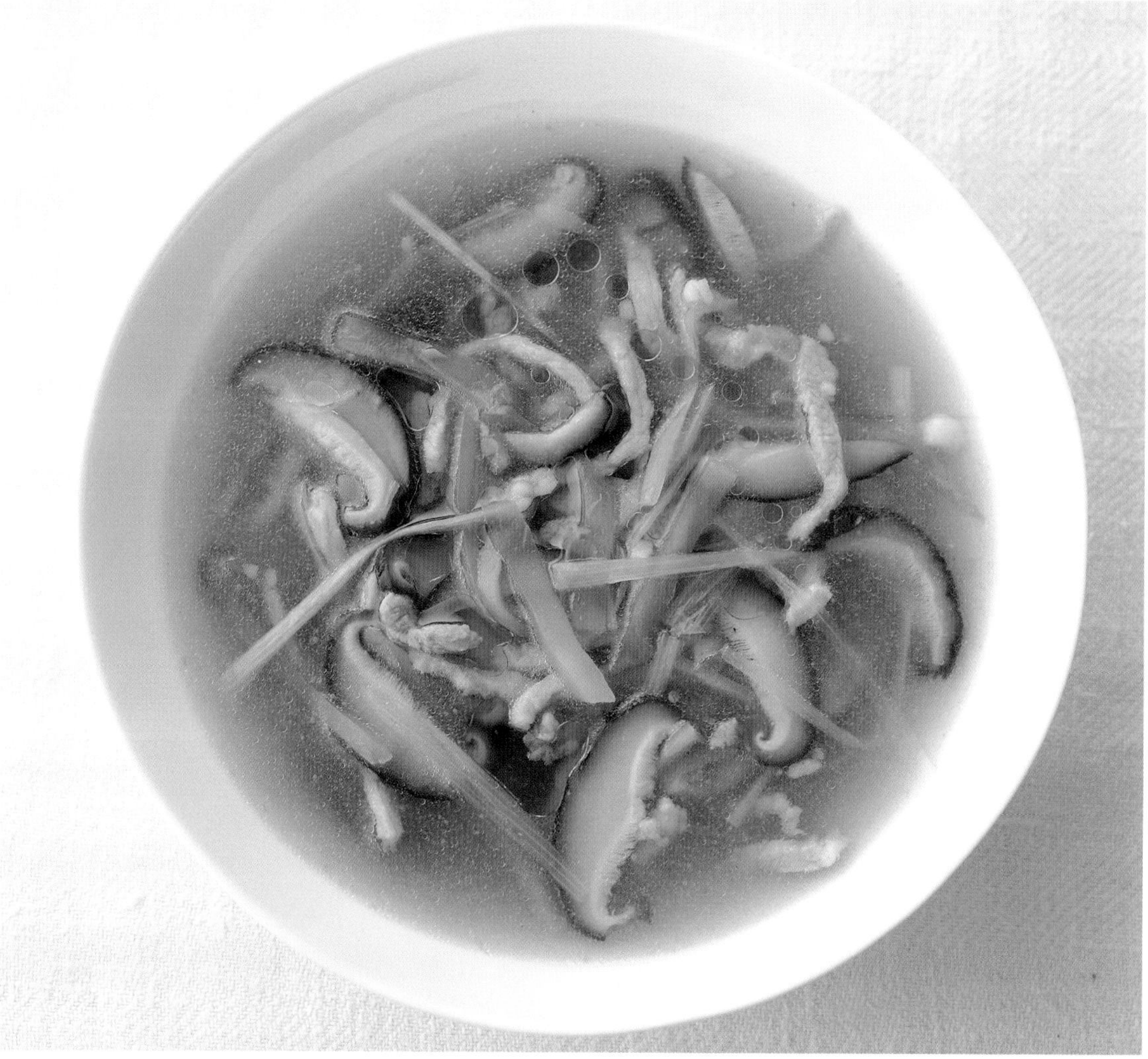

シイタケとザーサイのスープ

体を潤しながら便通を整える豚肉と、同じく通便作用のあるシイタケのダブル効果。

材料（2人分）

シイタケ…4個
ザーサイ（塩漬け）…30g
豚モモ薄切り肉…50g
A［塩、酒…各小さじ¼］
片栗粉…適量
チキンブイヨン…2カップ
長ネギ…⅓本
塩、こしょう…各少々
ゴマ油…数滴

つくり方

1 ザーサイは水に15分ほどつけて塩気を抜き、3cm長さのせん切りにする。シイタケは石づきを除いて薄切りにし、豚モモ薄切り肉は4cm長さの細切りに、長ネギも同じ長さのせん切りにする。

2 豚肉はAをまぶして下味をつけ、片栗粉をまぶす。

3 鍋にチキンブイヨン、シイタケ、長ネギ、ザーサイを入れて火にかけ、煮立ったら豚肉を入れる。弱火で8分ほど煮て、塩、こしょうで味をととのえ、仕上げにゴマ油をたらす。

エノキとコーンの卵スープ

体内の余分な水を排出するトウモロコシとエノキが、肌トラブルも改善に導く。

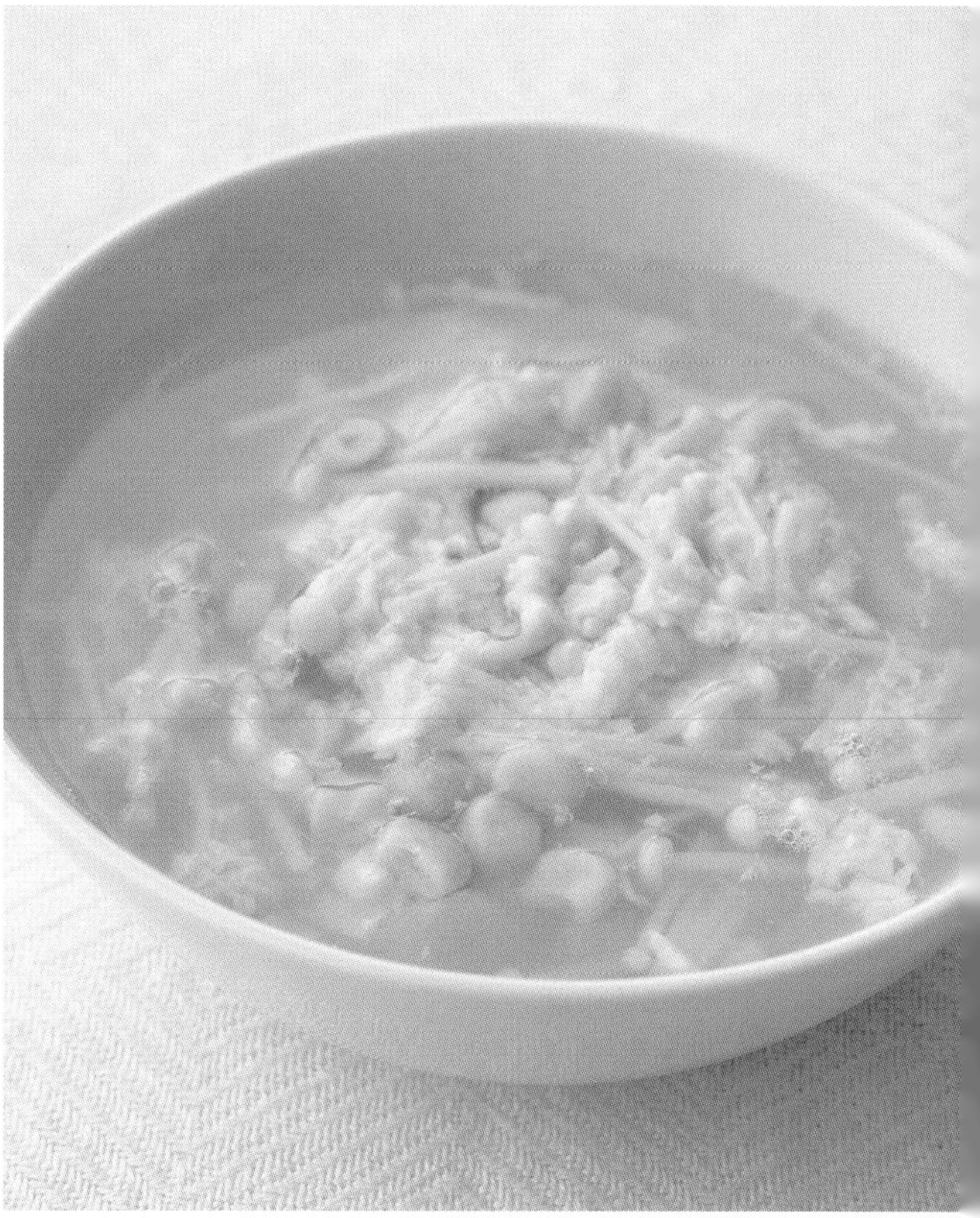

材料（2人分）

エノキダケ
…1袋（100g）

トウモロコシ…正味60g
※缶詰、冷凍でもOK

卵…1個

チキンブイヨン…2カップ

塩…適量

こしょう…少々

つくり方

1 エノキダケは石づきを除き、食べやすい長さに切る。生のトウモロコシを使う場合は、包丁で実をそぎ落とす。缶詰を使う場合は、汁気をきっておく。

2 鍋にチキンブイヨン、エノキ、トウモロコシを入れて火にかけ、煮立ったら弱火にして5分ほど煮る。

3 塩、こしょうで味をととのえたら、火を強めて溶き卵を回し入れ、火を止める。

干しシイタケと玄米のポタージュ

毒出し効果の高い玄米をポタージュにして、食物繊維もたっぷり摂取。

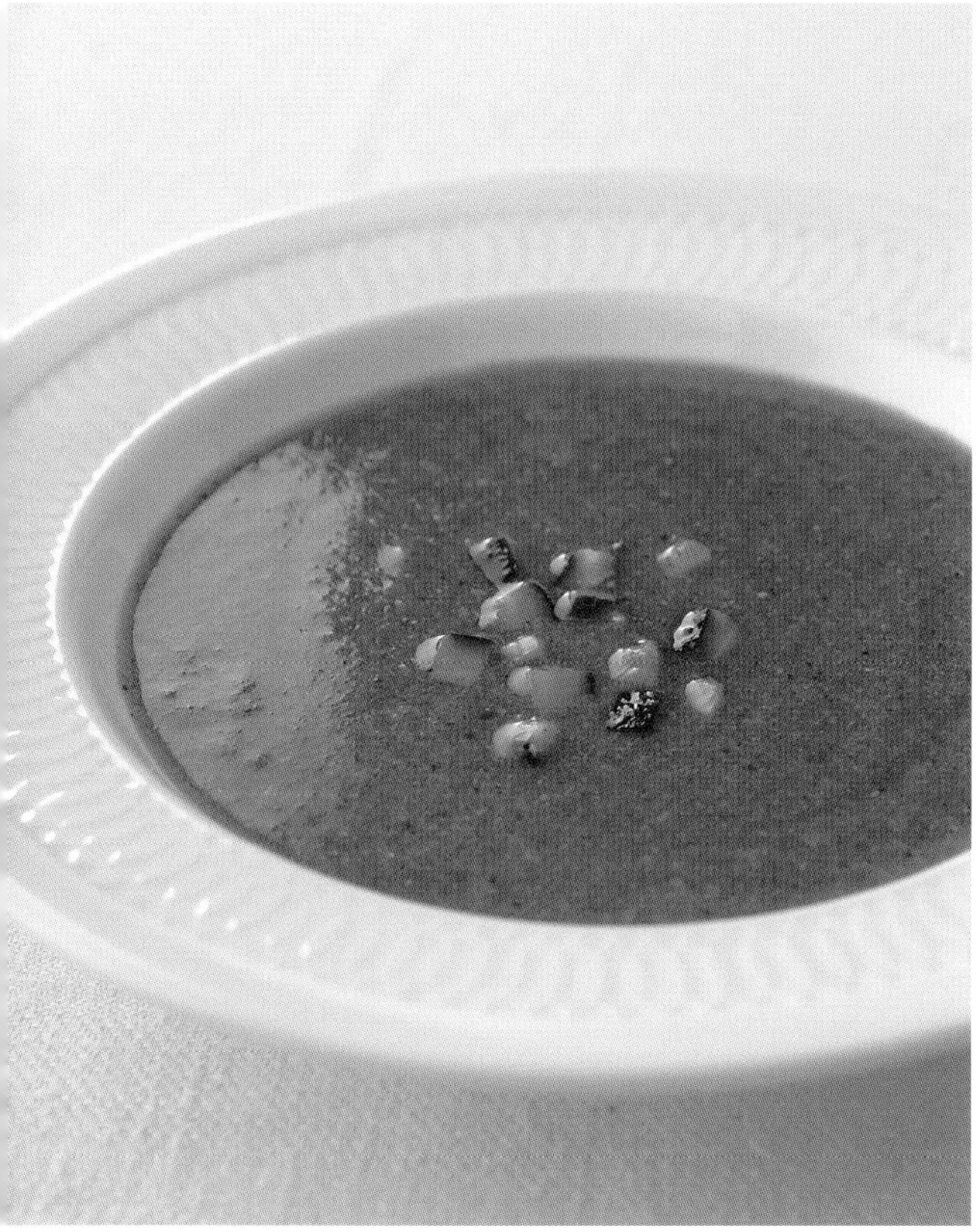

材料（2人分）

干しシイタケ（どんこ）
…4～5個

水…3カップ

しょうゆ…適量

玄米ごはん
…茶碗⅓杯（50g）

塩…少々

つくり方

1 干しシイタケはひと晩水につけて戻し、汁が⅔量になるまで煮詰め、しょうゆで味つけする。

2 シイタケ½個を飾り用に取り分け、粗みじん切りにする。

3 フードプロセッサーに**1**、玄米ごはんを入れ、なめらかになるまで攪拌《カクハン》し、鍋に戻し入れる。火にかけて温め、塩で味をととのえる。器に盛って**2**を散らす。

毒出し食材
5
豆

大豆・豆もやし

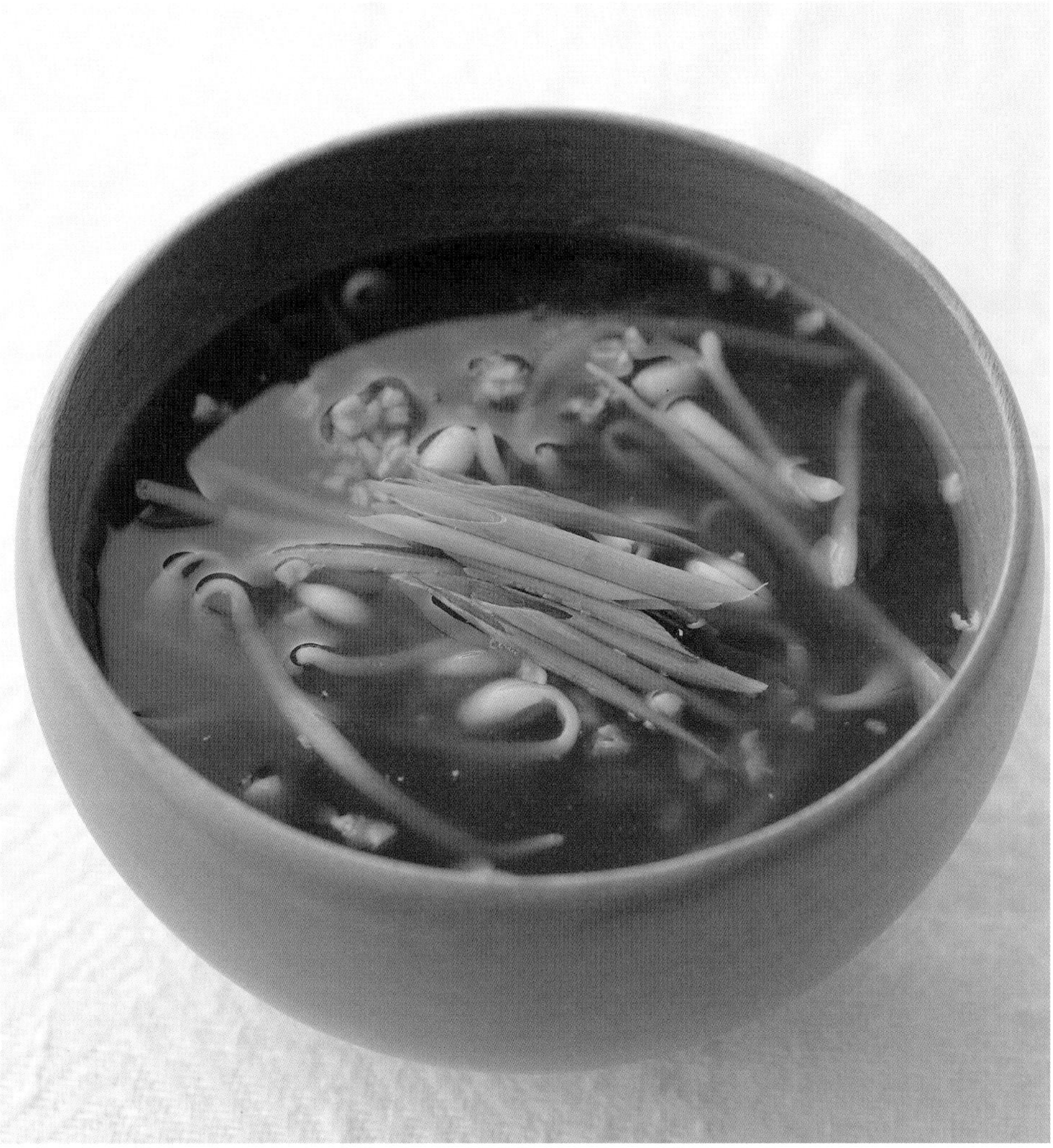

もやしとひきわり納豆のみそ汁

豆もやしに、大豆製品の納豆をプラス。体にこもった余分な熱を取り、利尿作用で体スッキリ！

材料（2人分）
豆もやし…½袋
ひきわり納豆…1パック
和風だし…2カップ
みそ…大さじ1と½
万能ネギ（あれば）…1本

つくり方

1 豆もやしは、時間があればヒゲ根を取り、ザルに入れてさっと熱湯をかける。

2 鍋に和風だしと豆もやしを入れて火にかける。煮立ったらひきわり納豆を入れ、弱めの中火で5～6分煮る。

3 みそを溶かし入れて火を止め、器に盛る。あれば、斜め切りにした万能ネギをのせる。

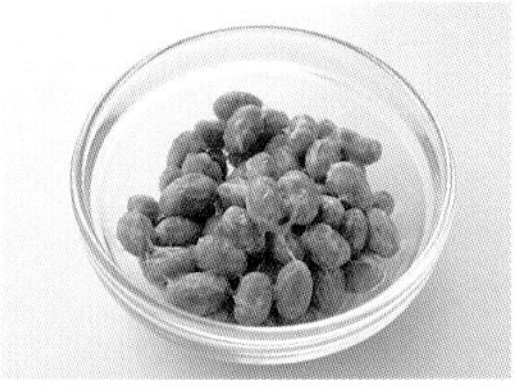

納豆

大豆が原料の納豆には、大豆と同様の毒出し効果が。ぜひメニューに取り入れて

漢方 毒出しスープ 新

販売調査カード

補充注文カード

帖合・書店印

注文　　部　　月　　日

定価 本体1360円(税別)

著者 薬日本堂／監修
新開ミヤ子／料理

漢方 毒出しスープ 新装版

発行 河出書房新社

9784309292731

ISBN978-4-309-29273-1
C0077 ¥1360E

豆もやしだけのスープ

韓国では解毒スープと呼ばれる
豆もやしのスープ。
ニンニクを加えることで、
エネルギーと血の巡りもスムーズに。

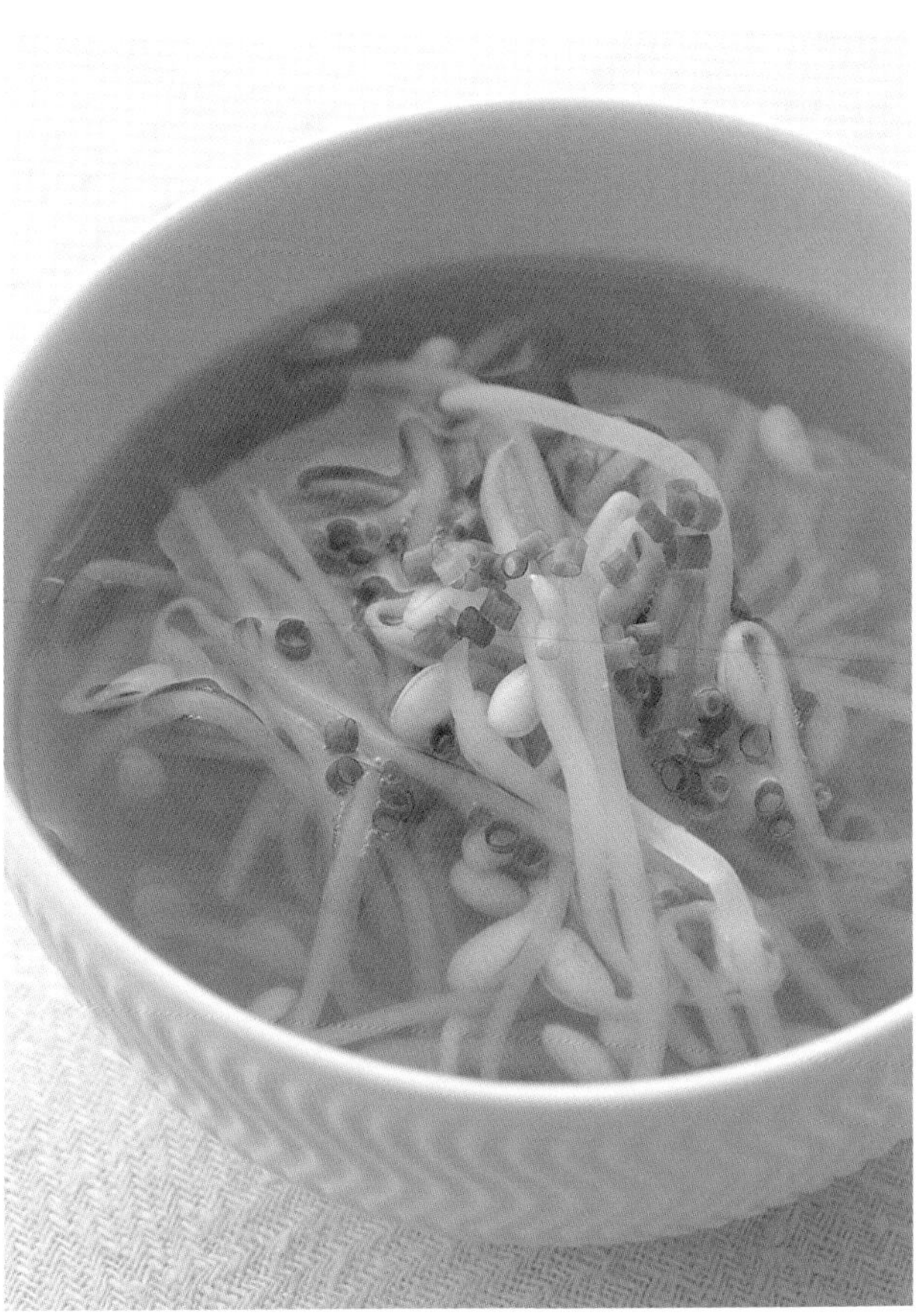

材料（2人分）

豆もやし…½袋
煮干しだし…2カップ
塩…適量
おろしニンニク…少々
しょうゆ…小さじ½
万能ネギ…適量

つくり方

1 豆もやしは、時間があればヒゲ根を取っておく。

2 鍋に煮干しだし、豆もやし、ひとつまみの塩を入れて火にかける。煮立ったらフタをして、弱めの中火で7分煮る。

3 おろしニンニク、しょうゆ、塩小さじ¼で味をととのえ、器に盛って万能ネギの小口切りを散らす。

大豆のポタージュ

体に溜まった余分な水を排出する大豆を、
大豆＋豆腐の2種の食材から
摂れるメニュー。

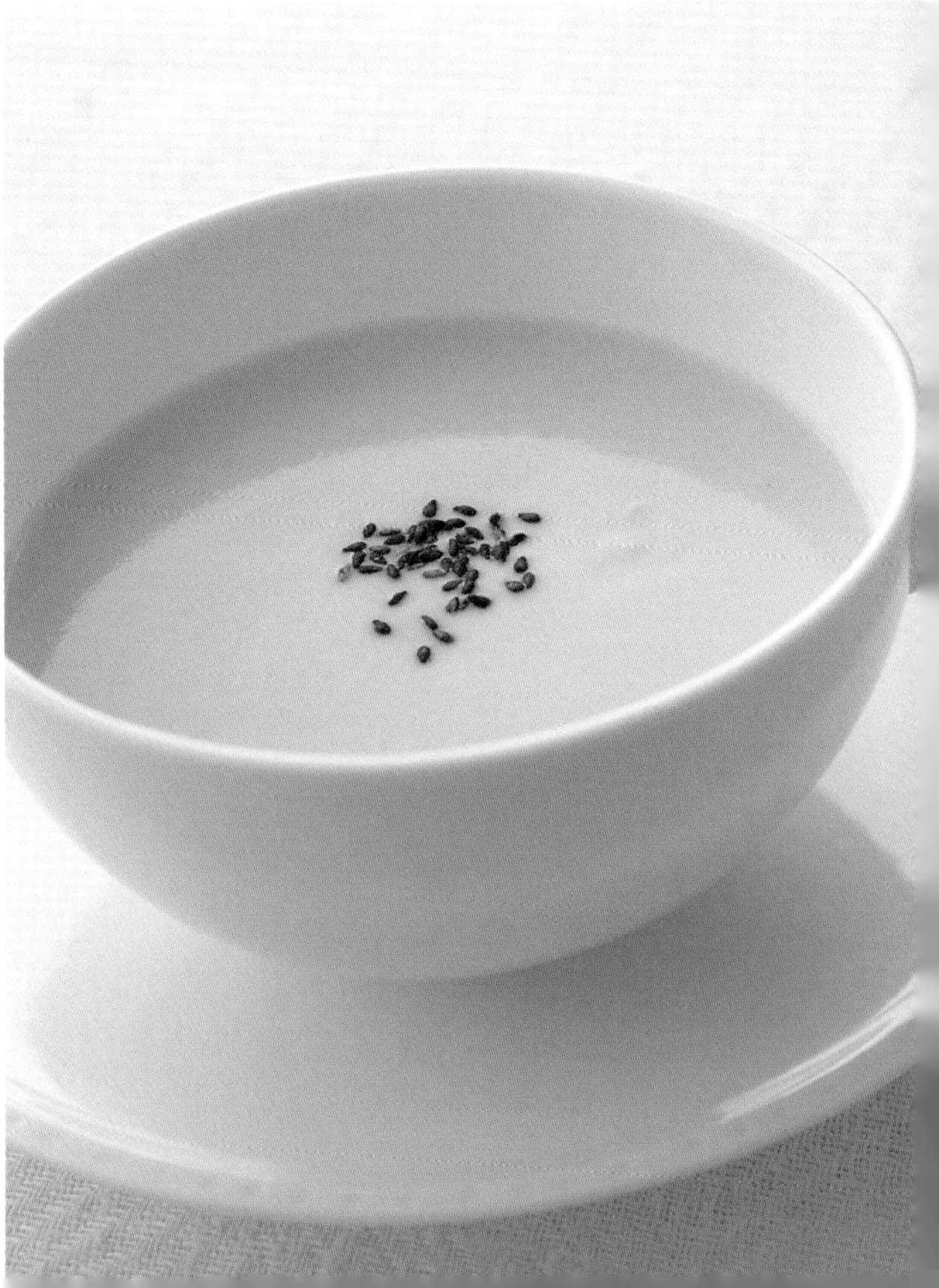

材料（2人分）

大豆（水煮）…100g
絹ごし豆腐…⅓丁（100g）
野菜ブイヨン…1カップ
※なければ、チキンブイヨンかコンソメスープでも可
塩…適量
黒いりゴマ…適量

つくり方

1 フードプロセッサーに大豆、絹ごし豆腐、野菜ブイヨンを入れ、なめらかになるまで攪拌《カクハン》する。

2 **1**を鍋で温め、塩で味をととのえる。器に盛り、黒いりゴマを散らす。

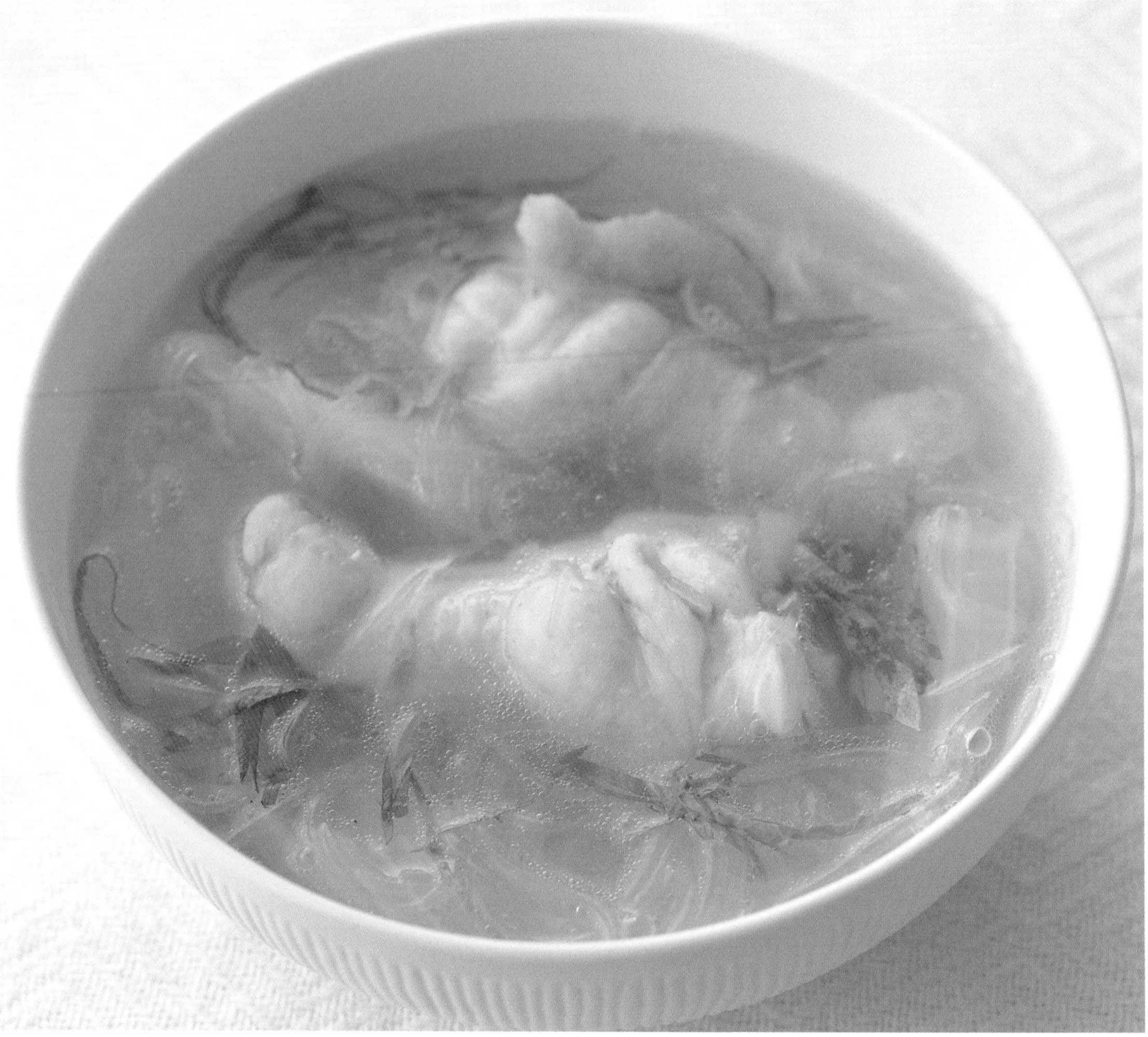

緑豆春雨とセロリのスープ

エネルギーと血の巡りをよくする鶏肉に、
利尿作用を促すセロリと春雨を合わせて。

材料（2人分）
緑豆春雨（乾燥）…30g
セロリ（葉つき）…½本
鶏手羽元…4本
水…700ml
ショウガ…½かけ
長ネギ…1本
酒…大さじ2
ナンプラー…小さじ1
塩…小さじ½
粗びき黒こしょう…少々

つくり方

1 緑豆春雨は水に15分ほどつけ、戻しておく。セロリは葉と茎に分け、葉はせん切りに、茎は5㎜厚さの斜め切りにする。長ネギは青い部分と白い部分に分け、白い部分を斜め薄切りにする。ショウガは薄切りにする。

2 鶏手羽元に塩をまぶして鍋に入れ、酒、ショウガ、長ネギの青い部分、水を入れて火にかける。フタをして15分ほど煮たら、ショウガと長ネギを取り出し、セロリの茎、緑豆春雨、長ネギの白い部分を入れ、さらに8分ほど煮る。

3 ナンプラーで味をととのえ、セロリの葉を入れ、粗びき黒こしょうをふる。

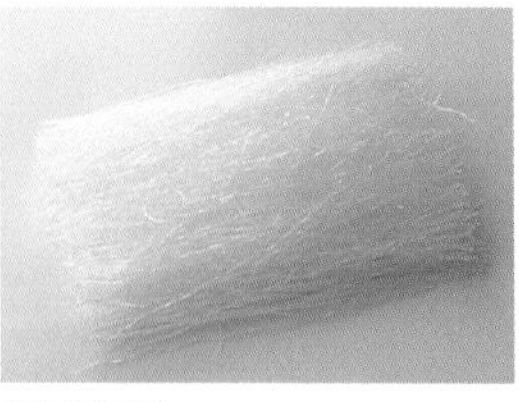

緑豆春雨

緑豆が原料なので、豆類と同様に、毒出し効果が期待できる。ストックもでき、いつでも使えて便利

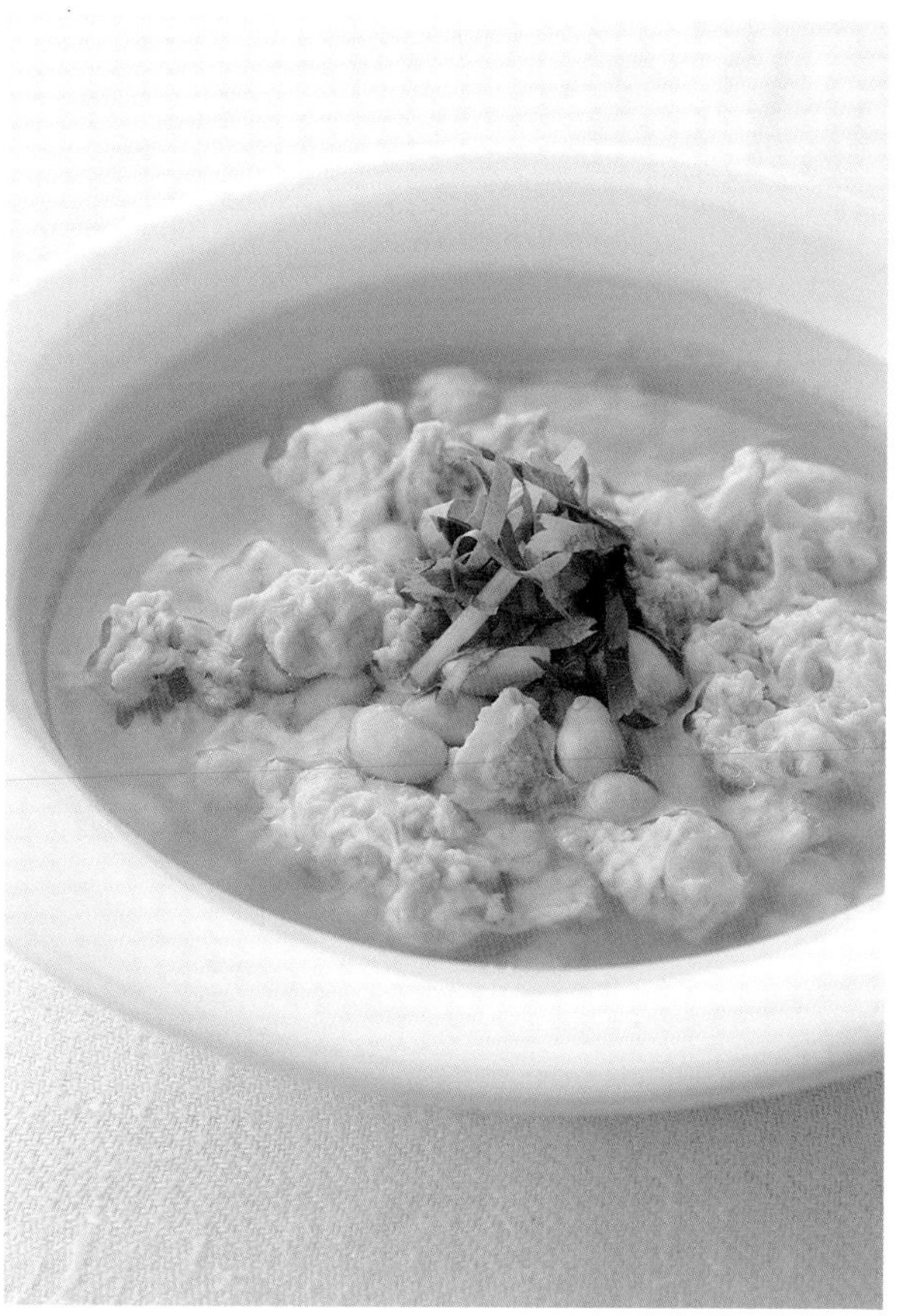

大豆と鶏ひき肉の卵スープ

エネルギーを補う鶏肉が、大豆の毒出し効果をバックアップ。水の巡りが悪く、むくみやすい人に。

材料（2人分）
大豆（水煮）…50g
鶏ひき肉…80g
A しょうゆ…小さじ1
A 酒…小さじ2
卵…1個
水…2カップ
塩…小さじ½
ミツバの葉（好みで）…適量

つくり方

1 鍋に鶏ひき肉を入れ、Aを加え混ぜて下味をつける。そのまま火にかけ、パラパラにほぐしながら中火で炒める。肉の色が変わったら水を加える。

2 煮立ったらアクを取り、大豆を加え、塩で味をととのえる。

3 再び煮立ったら溶き卵を回し入れ、火を止める。器に盛り、好みでミツバの葉のせん切りをのせる。

枝豆と長ネギのスープ

利尿作用を持つ枝豆は、むくみ解消に効果的。高血圧や美容にもおすすめ。

材料（2人分）
枝豆…正味80g
長ネギの白い部分…1本分
チキンブイヨン…2カップ
塩…適量
こしょう…少々

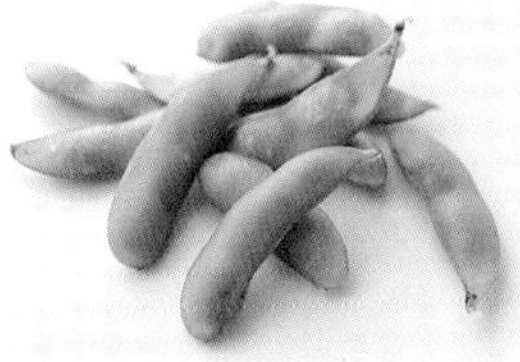

枝豆

枝豆は、乾燥させる前の大豆なので、大豆同様の毒出し効果を持つ食材。冷凍を常備しておくと重宝する

つくり方

1 長ネギは1cm幅のぶつ切りにする。

2 鍋にチキンブイヨン、枝豆、**1**を入れて火にかけ、煮立ったらそのまま8分ほど煮る。塩、こしょうで味をととのえる。

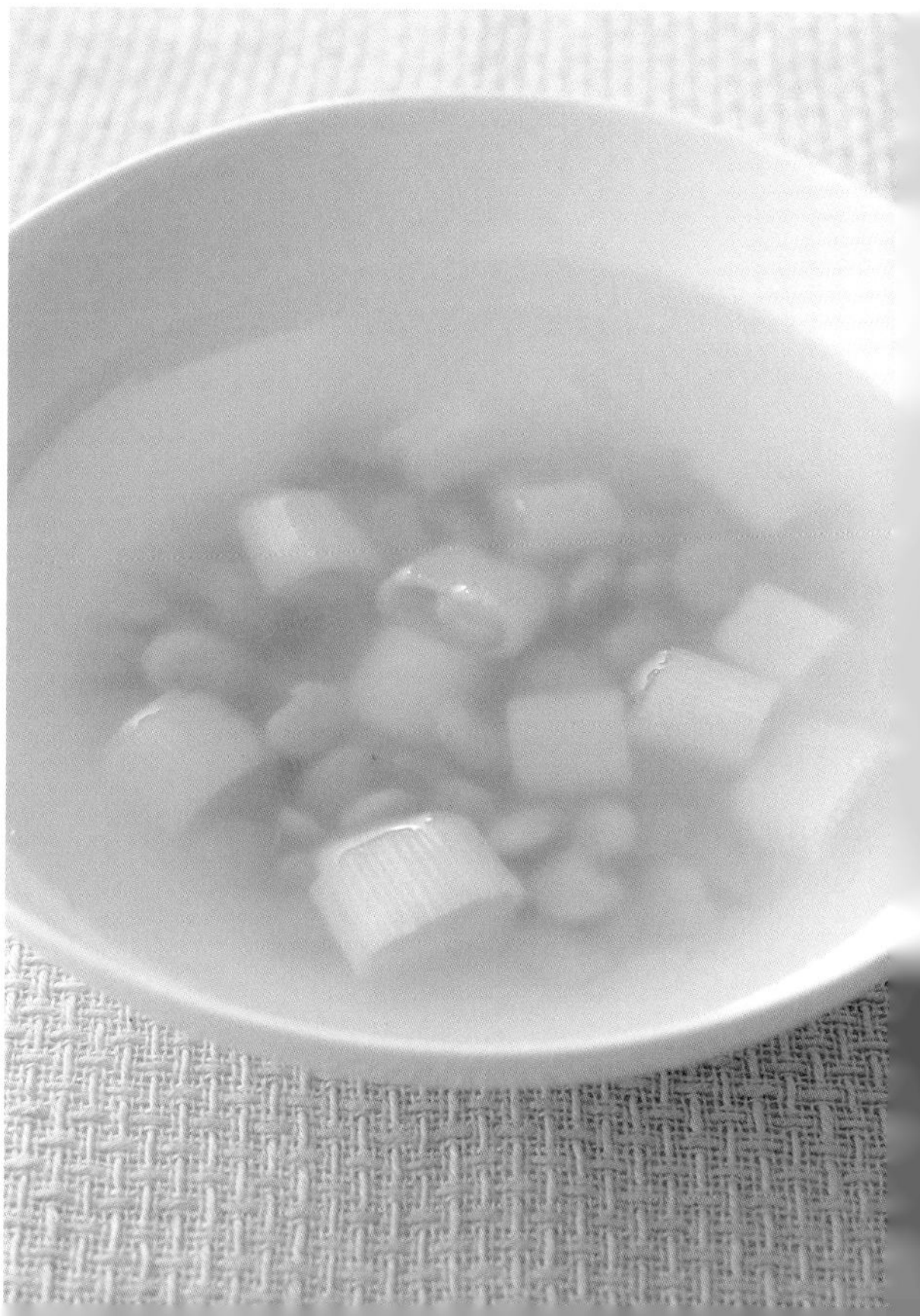

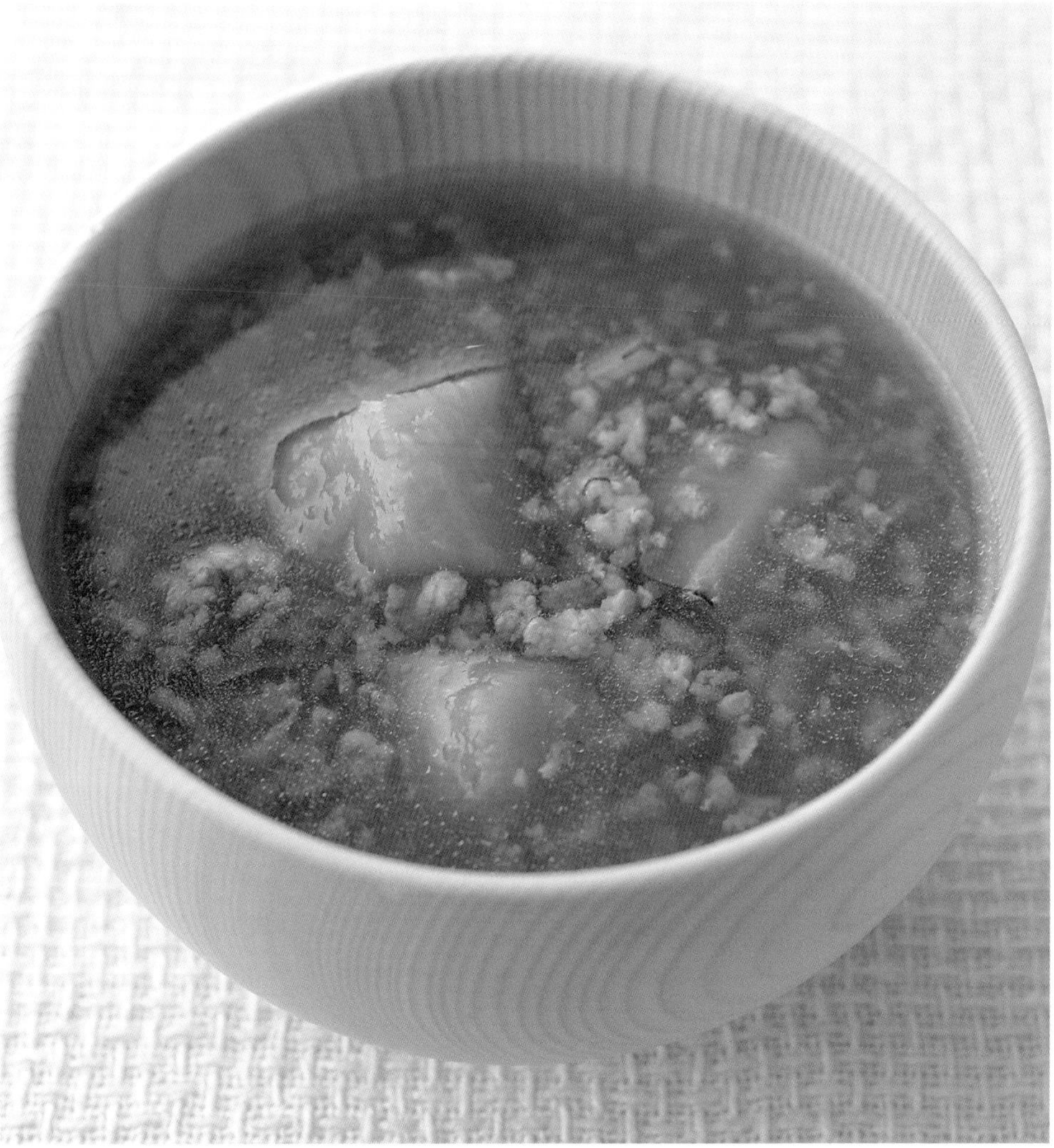

毒出し食材
6
瓜

カボチャ・冬瓜

カボチャのそぼろ汁

エネルギーを補って解毒を助ける合いびき肉と、体内の余分な水を排出するカボチャの組み合わせ。

材料（2人分）

カボチャ（皮つき）…120g
牛豚合いびき肉…100g
ショウガ…1かけ
和風だし…2カップ
サラダ油…小さじ½
酒…小さじ2
しょうゆ…小さじ1と½
塩…小さじ¼
みりん…小さじ2
水溶き片栗粉
［片栗粉、水…各小さじ2］

つくり方

1 カボチャはひと口大に切り、ショウガはみじん切りにする。

2 鍋にサラダ油を熱してショウガを炒める。香りが立ったら合いびき肉を加え、ポロポロにほぐしながら炒める。肉の色が変わったら和風だし、酒、カボチャを加えて強火にする。煮立ったらフタをして、弱火で12分煮る。

3 カボチャがやわらかくなったら、しょうゆ、塩、みりんで味をととのえ、ひと煮立ちさせて水溶き片栗粉でとろみをつける。

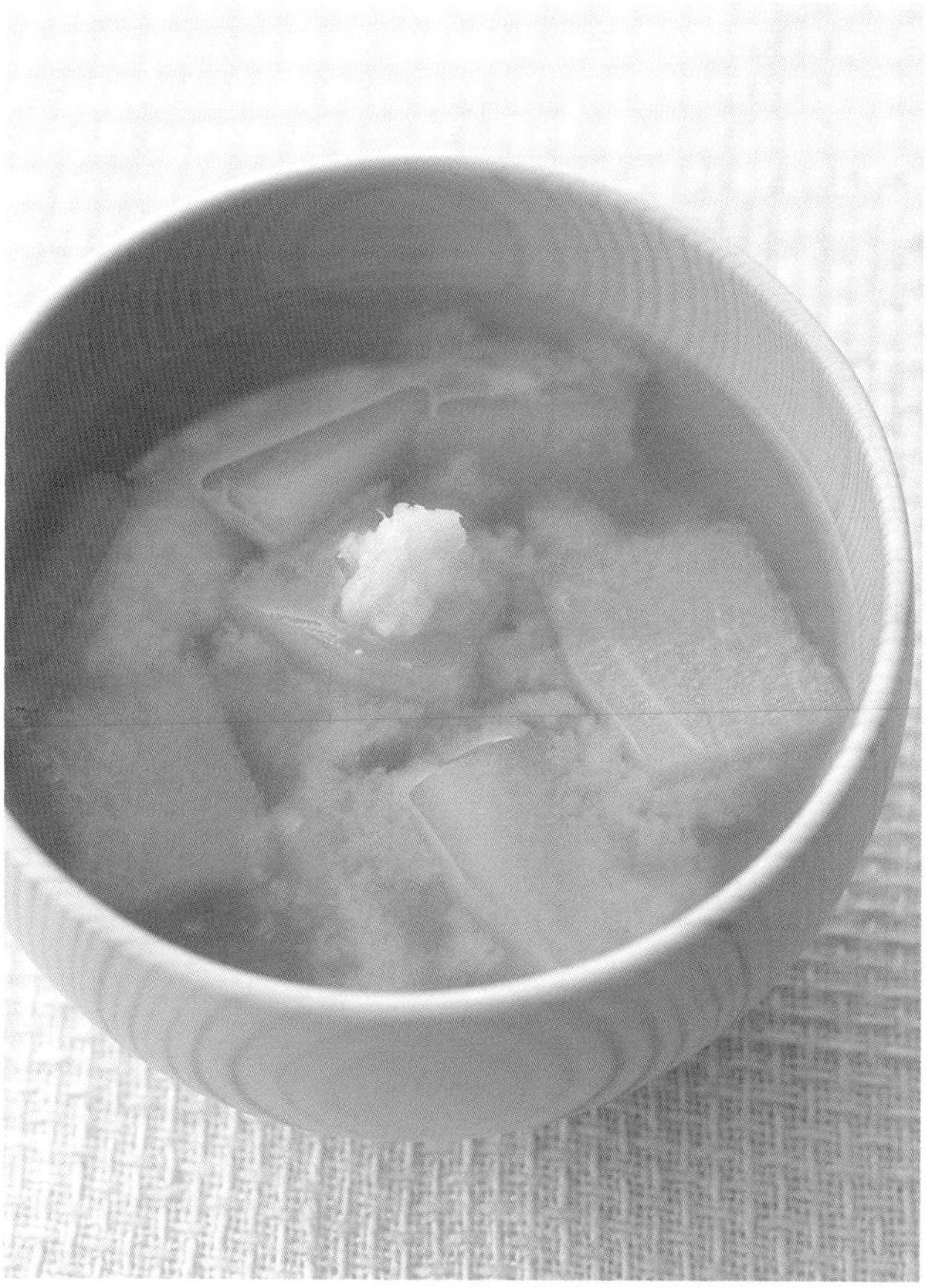

冬瓜とおろしショウガのみそ汁

むくみとりの代表食材の冬瓜に
エネルギーの巡りをよくするショウガを添えて。

材料（2人分）
冬瓜…120g
和風だし…2カップ
みそ…大さじ1と½
おろしショウガ…小さじ1

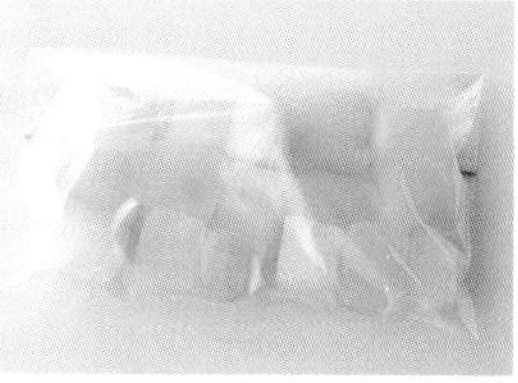

冬瓜の保存法
冬瓜が余った場合は、だしでさっと煮るかゆでてから、冷凍用密閉袋に入れて冷凍保存しておくとよい

つくり方
1 冬瓜は皮をむき、厚さ1cmの食べやすい大きさに切る。
2 鍋に和風だし、冬瓜を入れて6分ほど煮る。
3 冬瓜がやわらかくなったら、みそを溶かし入れる。器に盛って、おろしショウガをのせる。

カボチャと長ネギのスープ

疲れやすく、むくみがちな人に
おすすめのカボチャで、
毒を出せる体に。

材料（2人分）
カボチャ…正味200g
長ネギ…½本
野菜ブイヨン…2カップ
※なければ、チキンブイヨンかコンソメスープでも可
塩…適量
こしょう…少々

つくり方
1 カボチャは皮をむき、7mm厚さのひと口大に切る。長ネギは1cm幅のぶつ切りにする。
2 鍋に野菜ブイヨンとカボチャを入れて火にかける。煮立ったら長ネギを加えてフタをし、弱火で10分ほど煮る。
3 カボチャをフォークの背でつぶす（フードプロセッサーで攪拌《カクハン》すると、よりなめらかに仕上がる）。塩、こしょうで味をととのえる。

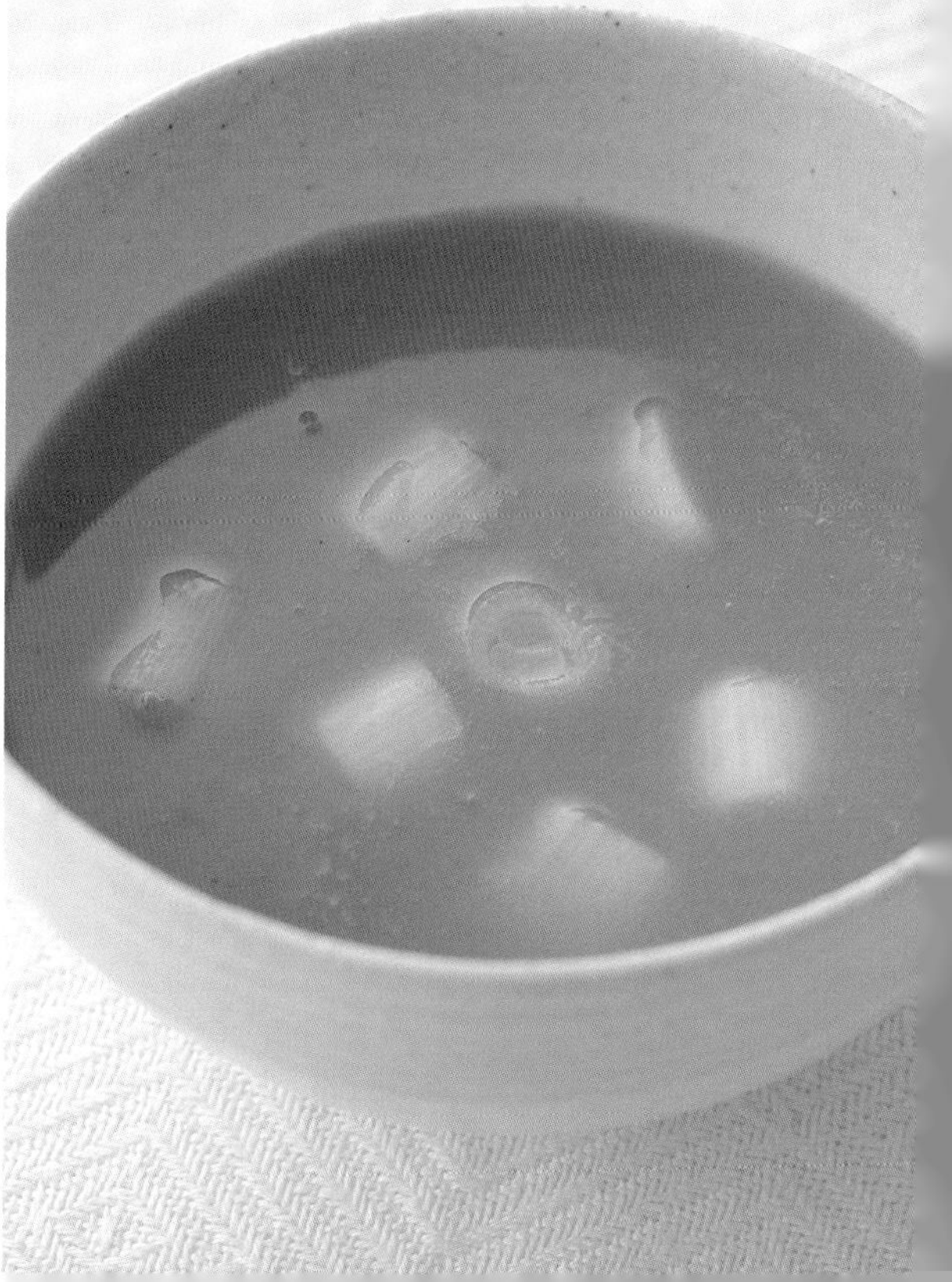

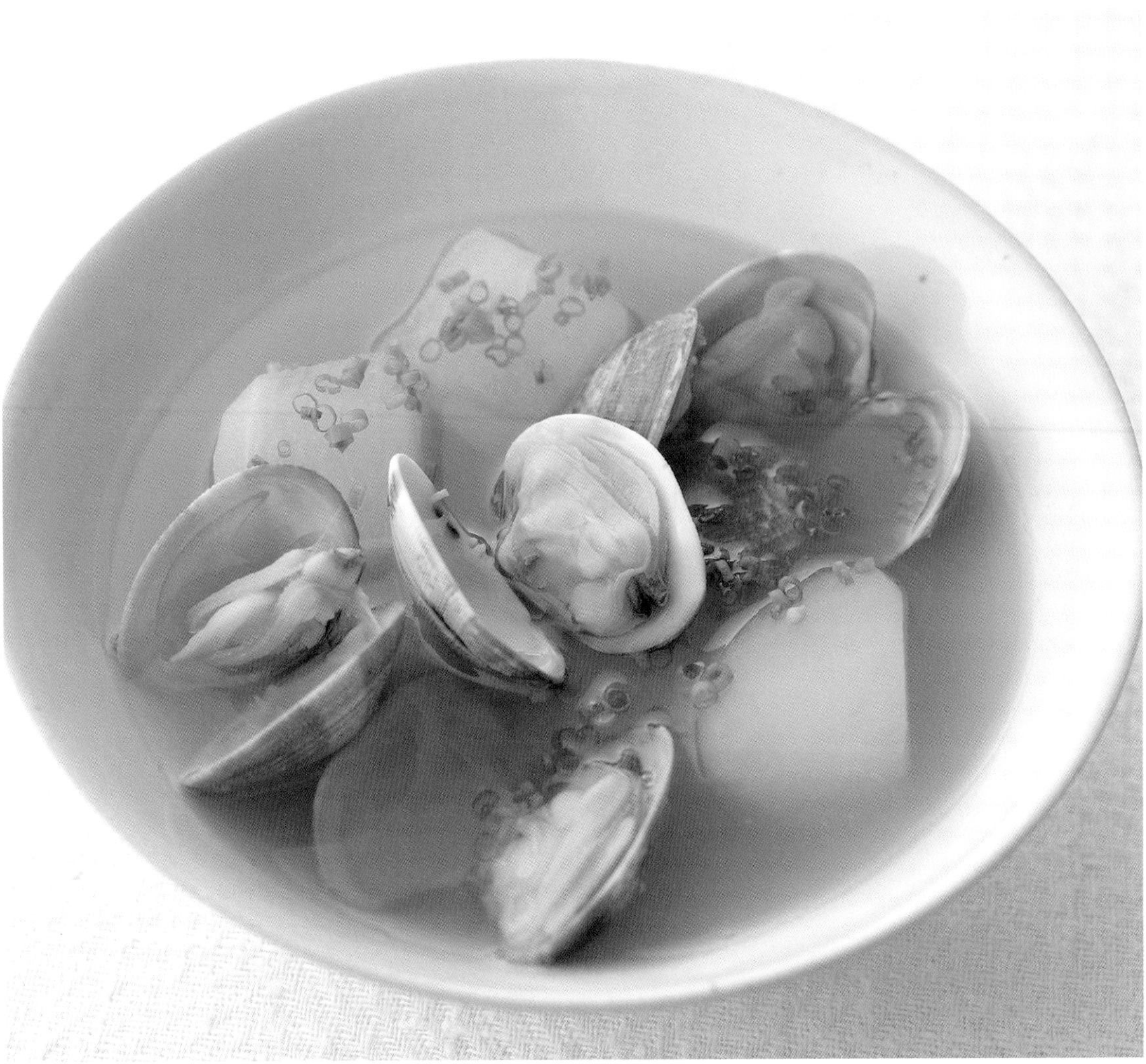

アサリと冬瓜のスープ

利尿作用に優れたアサリは、同じ効能を持つ冬瓜と相性ぴったり。イライラや不安にも。

材料（2人分）
冬瓜…200g
アサリ（砂出ししたもの）
…300g
和風だし…2カップ
しょうゆ…小さじ½
塩…適量
万能ネギ（あれば）…1本

つくり方

1 アサリは殻をこすり洗いしておく。冬瓜は2㎝角に切り、皮をむく。

2 鍋に和風だしと冬瓜を入れて火にかけ、煮立ったら落としブタをして弱火にし、冬瓜がやわらかくなるまで煮る。

3 冬瓜を一度取り出し、アサリを入れる。アサリの口が開いたら冬瓜を戻し入れ、しょうゆと塩で味をととのえる。器に盛り、あれば万能ネギの小口切りを散らす。

冬瓜とエビ団子のスープ

スタミナをアップさせるエビが、体の浄化をサポート。パワー不足のときにぴったり。

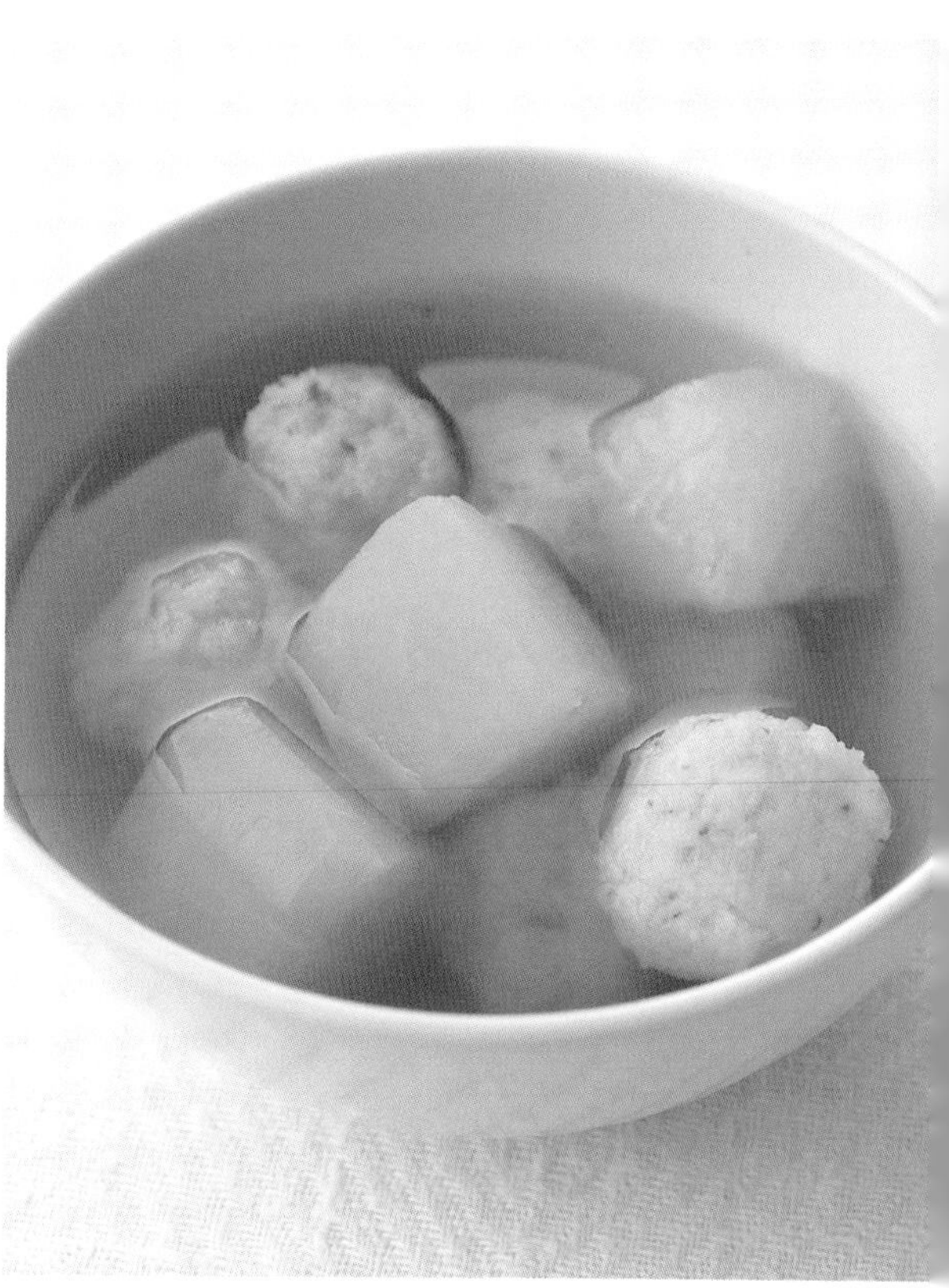

材料（2人分）
冬瓜…200g
むきエビ…200g
和風だし…3カップ
酒…小さじ2
しょうゆ…小さじ½
塩…適量

つくり方

1 冬瓜は2㎝角に切り、皮をむく。エビは背ワタを除き、塩と片栗粉各少々（ともに分量外）をふってもみ、さっと洗って水気をふく。

2 エビに包丁の腹を押しつけて粘りが出るまでつぶす。

3 鍋に和風だし、冬瓜を入れて火にかけ、煮立ったら落としブタをして弱火で15分ほど煮る。

4 **2**をスプーン2本で丸めて団子にし、**3**に落とす。色が変わったら、酒、しょうゆ、塩で味をととのえる。

小豆カボチャのおしるこ

胃腸が弱って毒出しパワーがないときに。むくみ解消に効果的な小豆とカボチャのデザート。

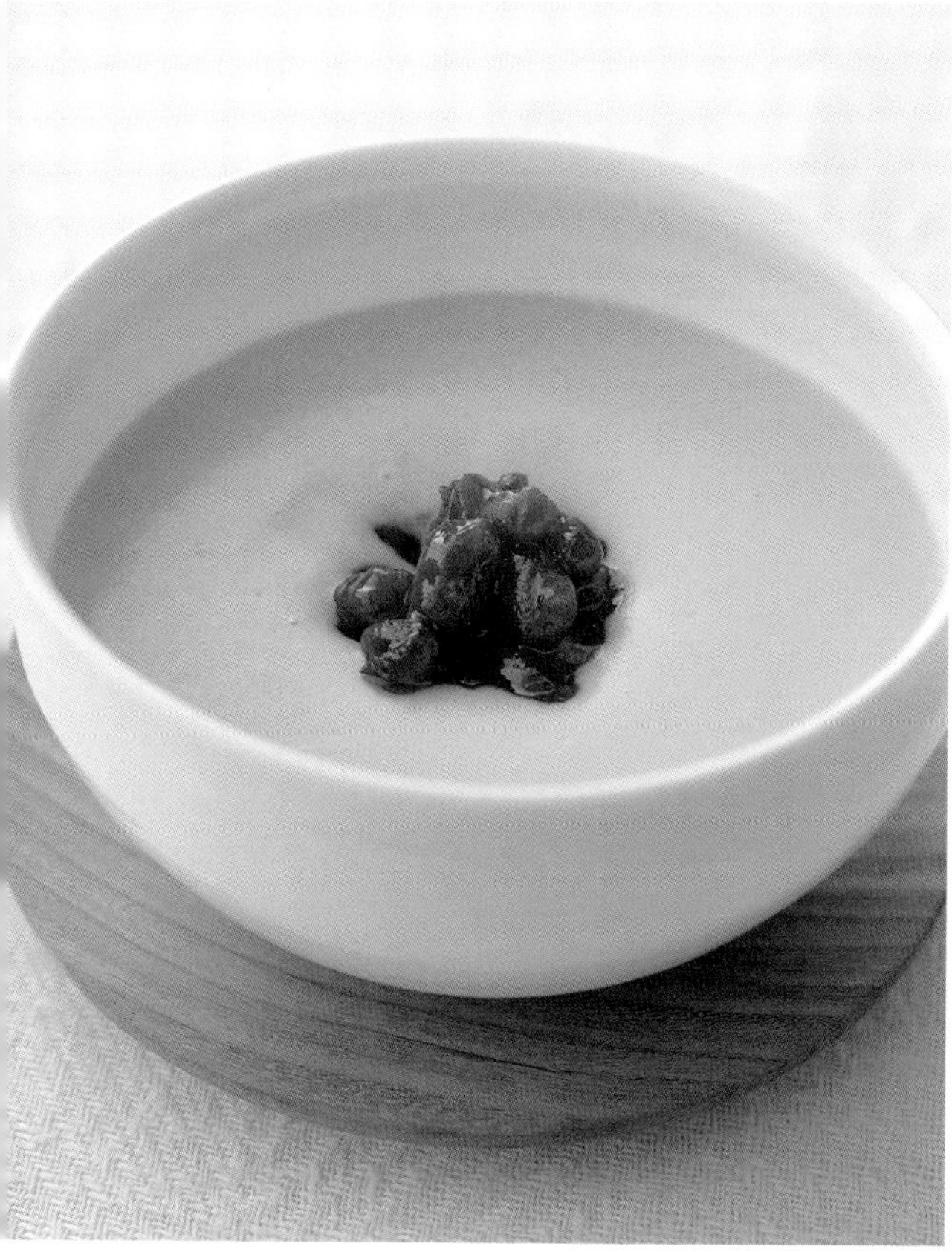

材料（2人分）
カボチャ…正味150g
水…1カップ
ゆで小豆（缶詰・加糖タイプ）…100g
牛乳…1カップ
エバミルク…100ml
塩…ひとつまみ

つくり方

1 カボチャは皮をむき、5㎜厚さのひと口大に切る。

2 鍋にカボチャと水を入れてフタをし、5分ほど蒸し煮にする。カボチャがやわらかくなったらフォークの背でつぶす（フードプロセッサーで攪拌《カクハン》すると、よりなめらかに仕上がる）。

3 **2**に牛乳、エバミルク、塩を加えて中火にかけ、フツフツと煮立ったら火を止める。器に盛り、ゆで小豆をのせる。

毒出し食材
7
海藻

ワカメ・昆布

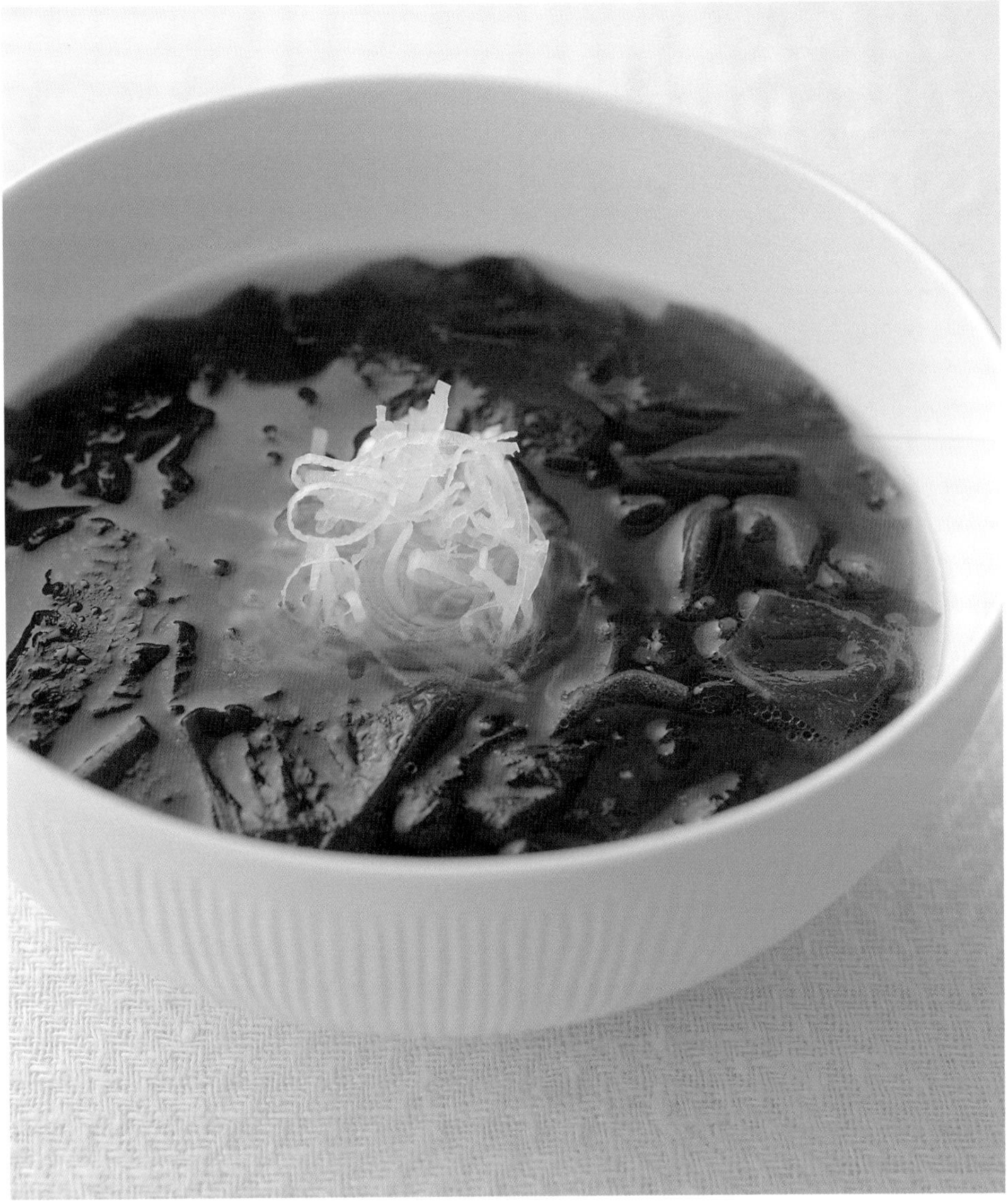

シンプルワカメスープ

体の余分な水分を排出するワカメがたっぷり！
腫《は》れ物が気になるときにも。

材料（2人分）
ワカメ（乾燥または塩蔵を、水で戻したもの）…100g
ゴマ油…小さじ2
煮干しだし…2カップ
おろしニンニク…少々
薄口しょうゆ…大さじ½
塩…適量
長ネギの白い部分…5cm

つくり方

1 ワカメはざく切りにし、長ネギは薄い小口切りにして水に放し、水気をきっておく。
2 鍋にゴマ油を熱し、ワカメを入れてさっと炒める。煮干しだしを加え、15分ほど煮る。
3 おろしニンニク、薄口しょうゆ、塩で味をつけ、長ネギをのせる。

とろろ昆布と梅干しのお吸い物

疲労回復によい梅干しをプラスして、疲れて食欲がないときの毒出しに。

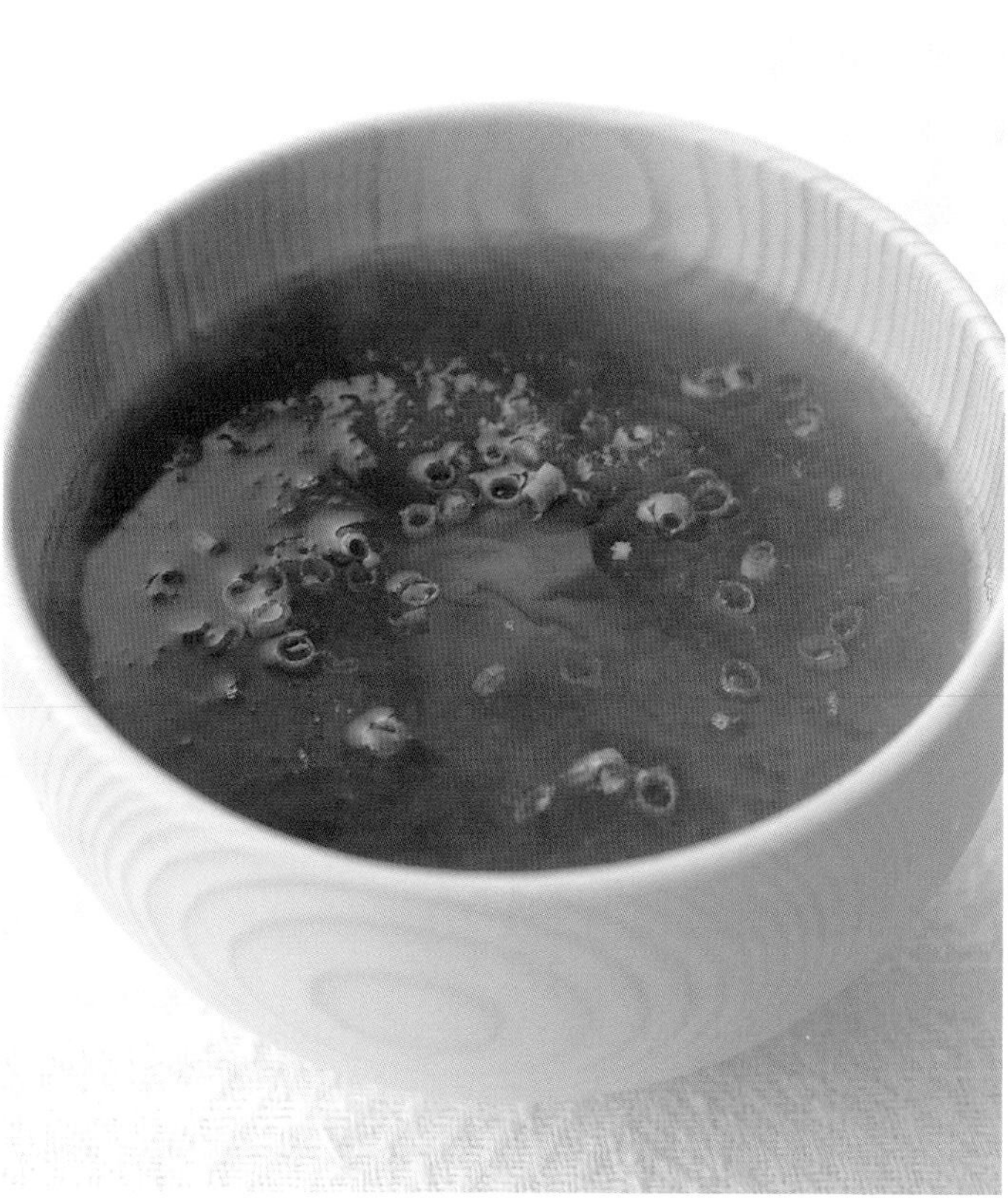

材料（２人分）
とろろ昆布…適量
梅干し…２個
万能ネギ…１本
しょうゆ…適量
熱湯…360ml

つくり方

1 万能ネギは小口切りにする。

2 お椀にすべての材料を入れ、熱湯を注ぐ。梅干しを崩しながらいただく。

ワカメ入り長イモのすり流し

体力アップ食材の長イモが、ワカメの水分排出作用を後押し！

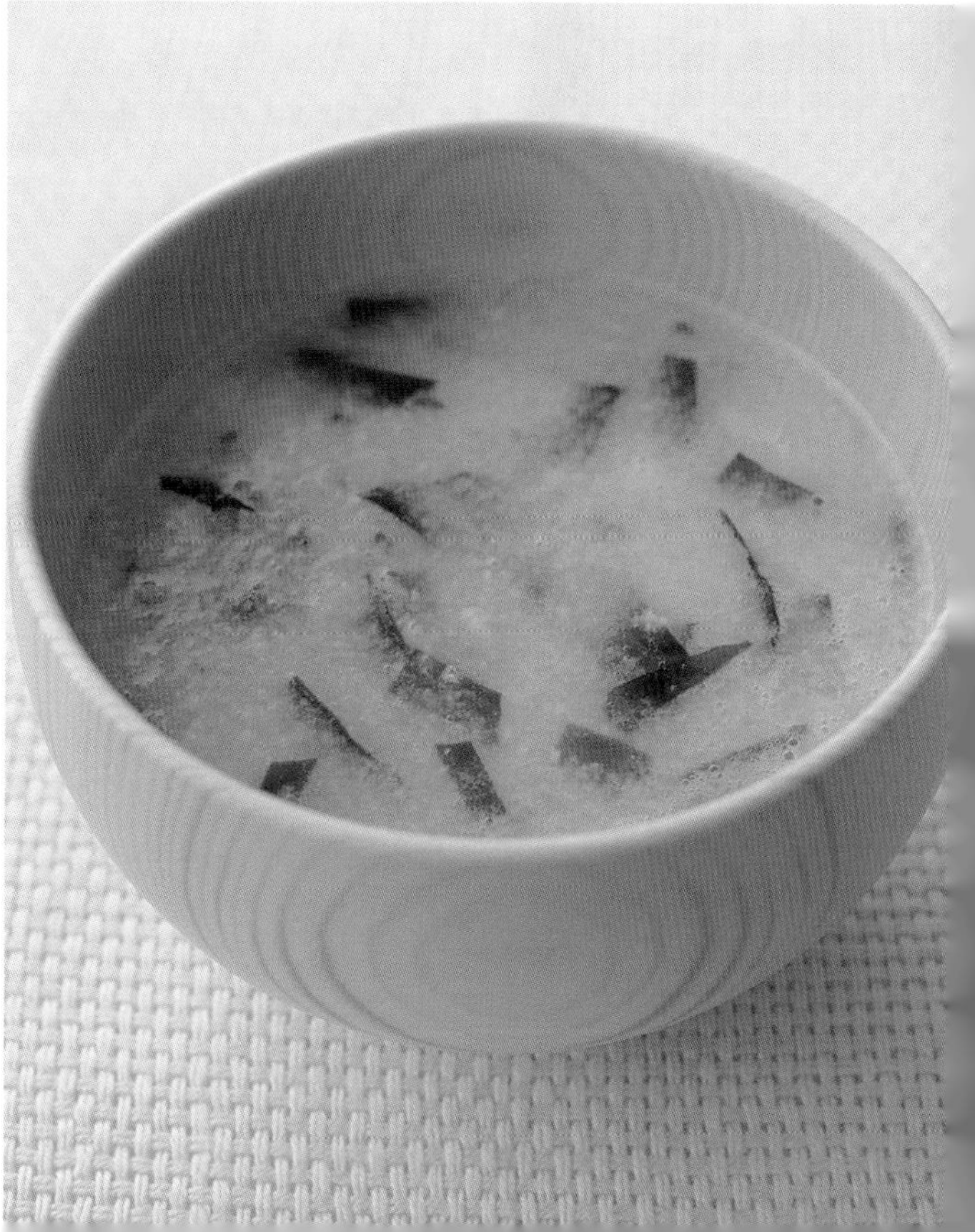

材料（２人分）
ワカメ（乾燥または塩蔵を、水で戻したもの）…10g
長イモ…100g
和風だし…2カップ
しょうゆ… 小さじ¼
塩…適量

つくり方

1 ワカメはざく切りにし、長イモはすりおろす。

2 鍋に和風だしを入れて火にかけ、煮立ったらワカメを入れて3分煮る。長イモを加え、しょうゆ、塩で味をととのえる。

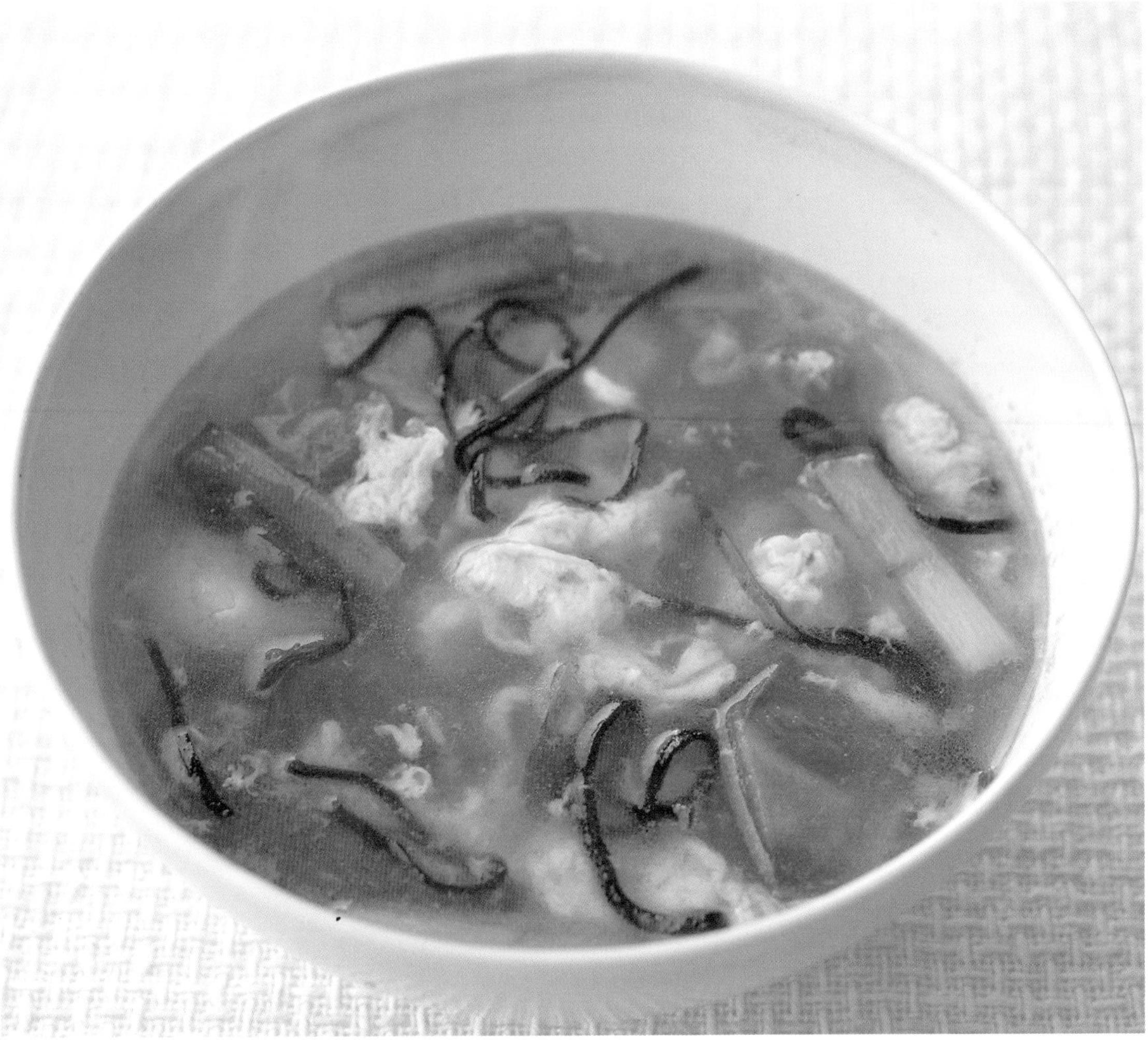

塩昆布とニラの中華スープ

体の熱を冷まし、余分な水分を排出するトマトに、エネルギーと血の巡りをよくするニンニク&ニラをプラス。

材料（2人分）
塩昆布…5g
ニラ…2本
トマト…1個
ニンニク…1かけ
卵…1個
チキンブイヨン…2カップ
しょうゆ…少々
サラダ油…小さじ½

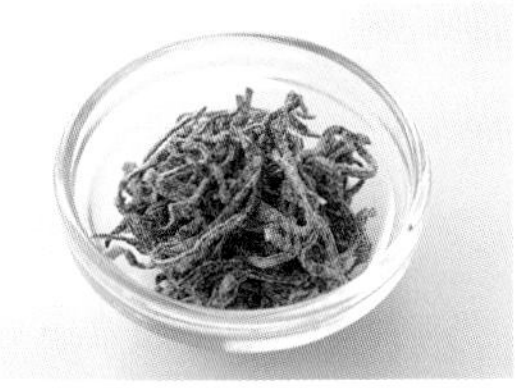

塩昆布
保存がきき、味つけにもなる塩昆布は、使い勝手のいい食材。生のワカメや昆布がないときにおすすめ

つくり方

1 ニラは4㎝長さ、トマトはひと口大、ニンニクは薄切りにする。

2 鍋にサラダ油とニンニクを入れて弱火にかけ、香りが立ったらトマトを入れてさっと炒める。チキンブイヨンを加え、中火で5分ほど煮る。

3 ニラを加え、しょうゆで味をととのえる。溶き卵を回し入れ、仕上げに塩昆布を加え混ぜる。

ワカメとササミのスープ

エネルギーを補う鶏肉と、水の巡りをよくするワカメで毒を溜めない体づくりを。

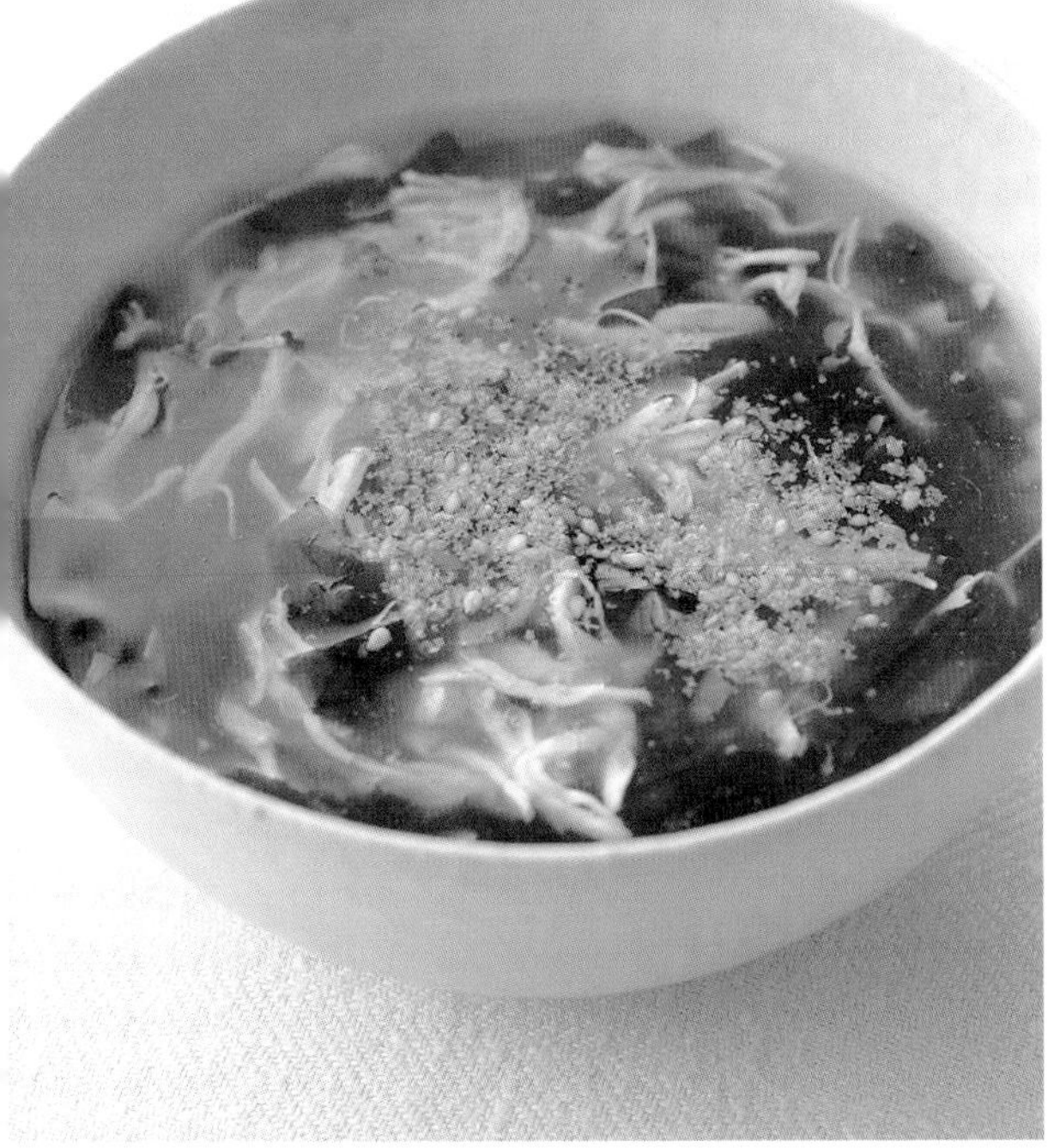

材料（2人分）

ワカメ（乾燥または塩蔵を、水で戻したもの）…60g

鶏ササミ…1本半

A ┌ 塩…小さじ½
　 └ 酒…大さじ2

水…2カップ

しょうゆ…小さじ¼

塩…適量

白すりゴマ…少々

つくり方

1 ワカメはざく切りにする。

2 鍋に鶏ササミを入れ、Aをまぶして下味をつける。水を入れて火にかけ、煮立ったらフタをして、中火で6分煮る。

3 ササミを取り出し、手で食べやすく裂く。鍋にワカメを加えて8分煮て、ササミを戻し入れる。しょうゆ、塩で味をととのえ、器に盛って白すりゴマをふる。

切り昆布の沢煮椀

エネルギー、血、体液全ての流れをよくし、老化防止効果もあるゴボウたっぷり！

材料（2人分）

切り昆布…30g

豚モモ薄切り肉…50g

ゴボウ…8cm

ニンジン…20g

キヌサヤ…5枚

和風だし…2カップ

サラダ油…小さじ½

しょうゆ…小さじ½

塩…小さじ¼

つくり方

1 切り昆布は食べやすい大きさに切る。豚モモ薄切り肉は細切りにする。ゴボウは長さを半分にしてせん切りにする。ニンジン、キヌサヤも同じ長さのせん切りにする。

2 鍋にサラダ油を熱し、豚肉、ゴボウ、ニンジン、切り昆布の順に炒め、和風だしを入れる。しょうゆ、塩で味をととのえ、キヌサヤを入れる。

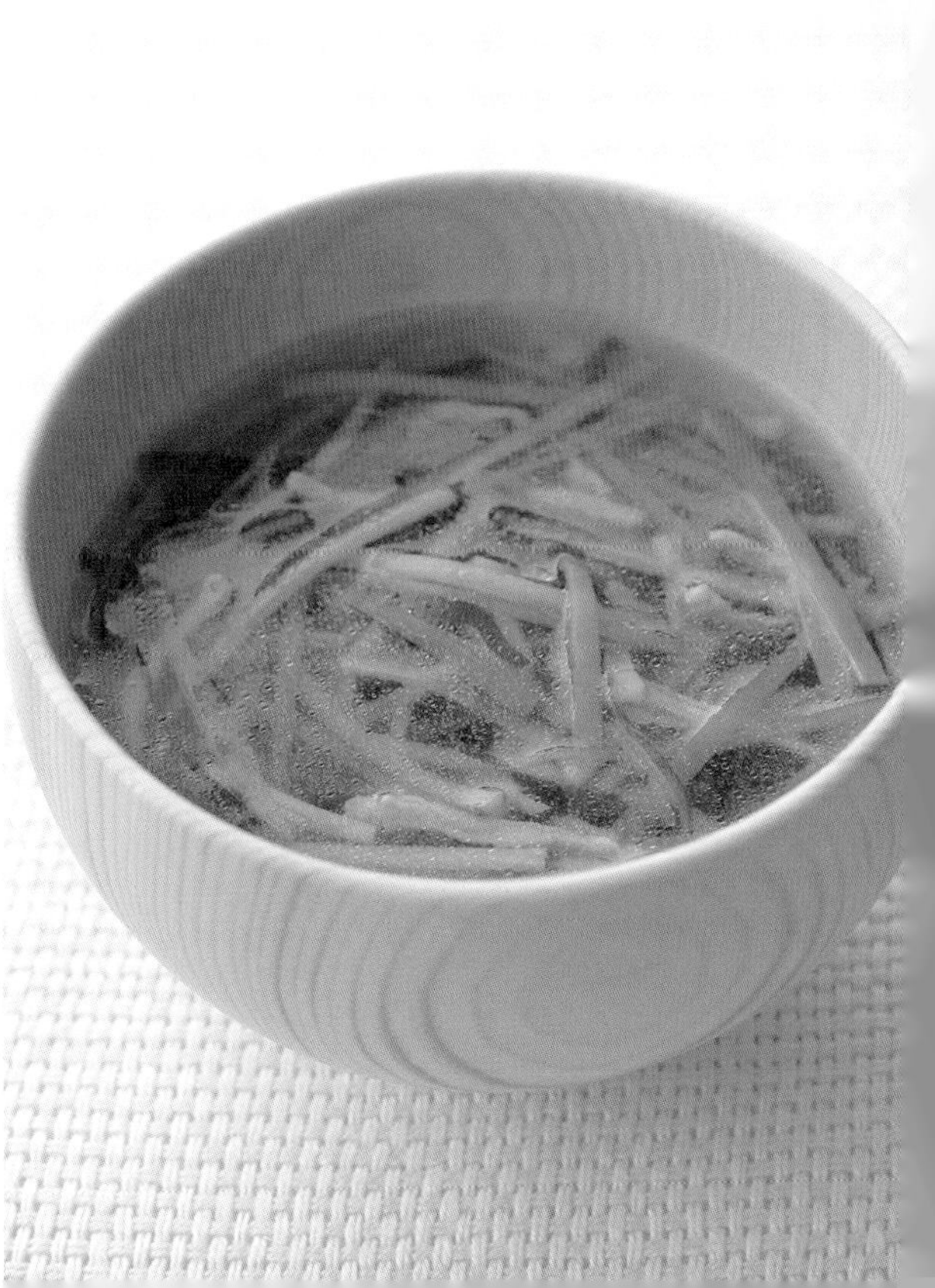

毒出し

漢方調味料

普段の料理にちょっと足すだけで
毒出しをサポートする、
つくりおき調味料です。
まとめてつくって冷蔵庫に常備しておけば、
いつでもすぐに使えてとっても便利。

松の実あん

松の実とハチミツで体を潤せば、毒出しもスムーズに。

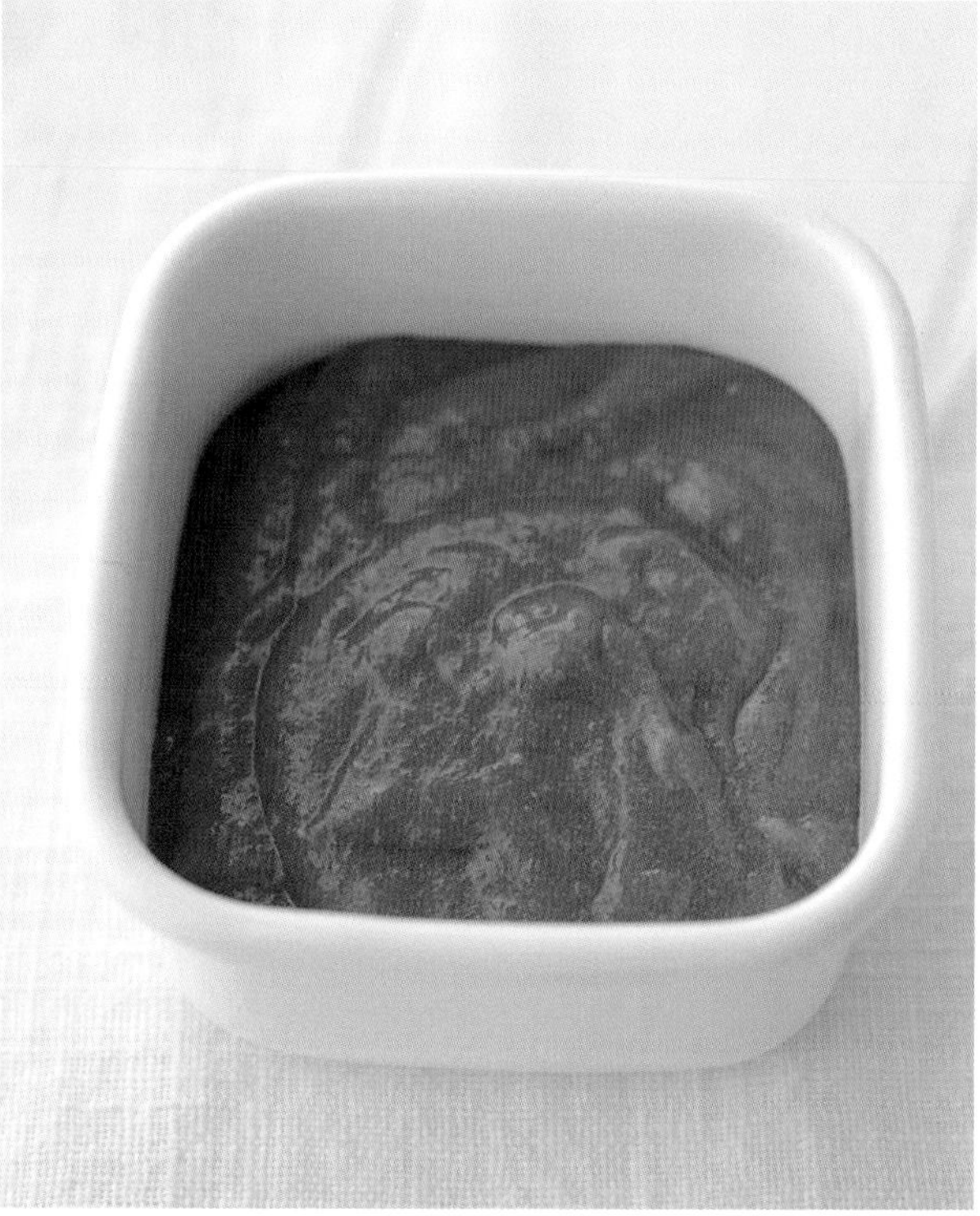

材料（つくりやすい分量）
松の実（から煎りする）
…100g
しょうゆ…大さじ2
砂糖…小さじ2
ハチミツ…小さじ2
酒…小さじ2

つくり方
すべての材料をすり鉢に入れ、松の実をすりつぶしながら全体を混ぜる。ビンなどの密閉容器に入れて冷蔵庫で保存し、1カ月以内に使いきる。

● 使い方のヒント ●

焼いた厚揚げにのせる。ゆでた青菜を和える。白和えの味つけ。みそ汁に混ぜる。

薬念醤《ヤンニョムジャン》

血行をよくするニンニク・唐辛子・ネギの組み合わせ。冷えが気になる人にも。

材料（つくりやすい分量）
しょうゆ…100ml
おろしニンニク…小さじ½
白すりゴマ…小さじ1
粉唐辛子…小さじ½
※韓国産がおすすめ
万能ネギ（小口切り）…3〜4本

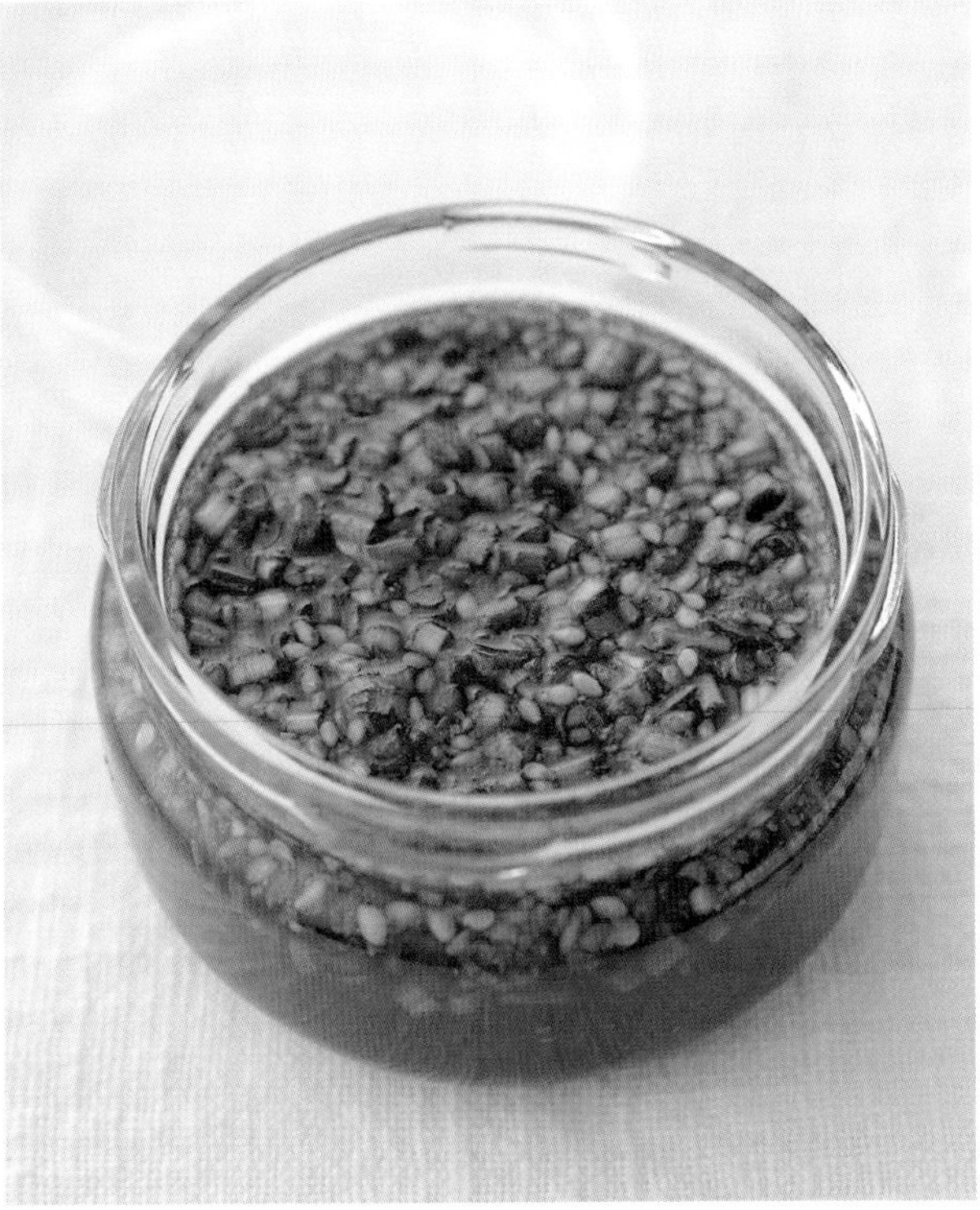

つくり方
すべての材料を混ぜ合わせる。ビンなどの密閉容器に入れて冷蔵庫で保存し、2週間以内に使いきる。

使い方のヒント
冷や奴や蒸した白身魚にかける、スープに入れるなど、しょうゆのように使う。

薬味みそ

体の余分な水を排出するみそに血の巡りをよくする辛味食材を入れた万能毒出しみそ。

材料（つくりやすい分量）
もろみみそ…100g
麦みそ…100g
みりん…大さじ1
コチュジャン…小さじ1
おろしニンニク…小さじ½
白すりゴマ…小さじ2
万能ネギ（小口切り）…3〜4本

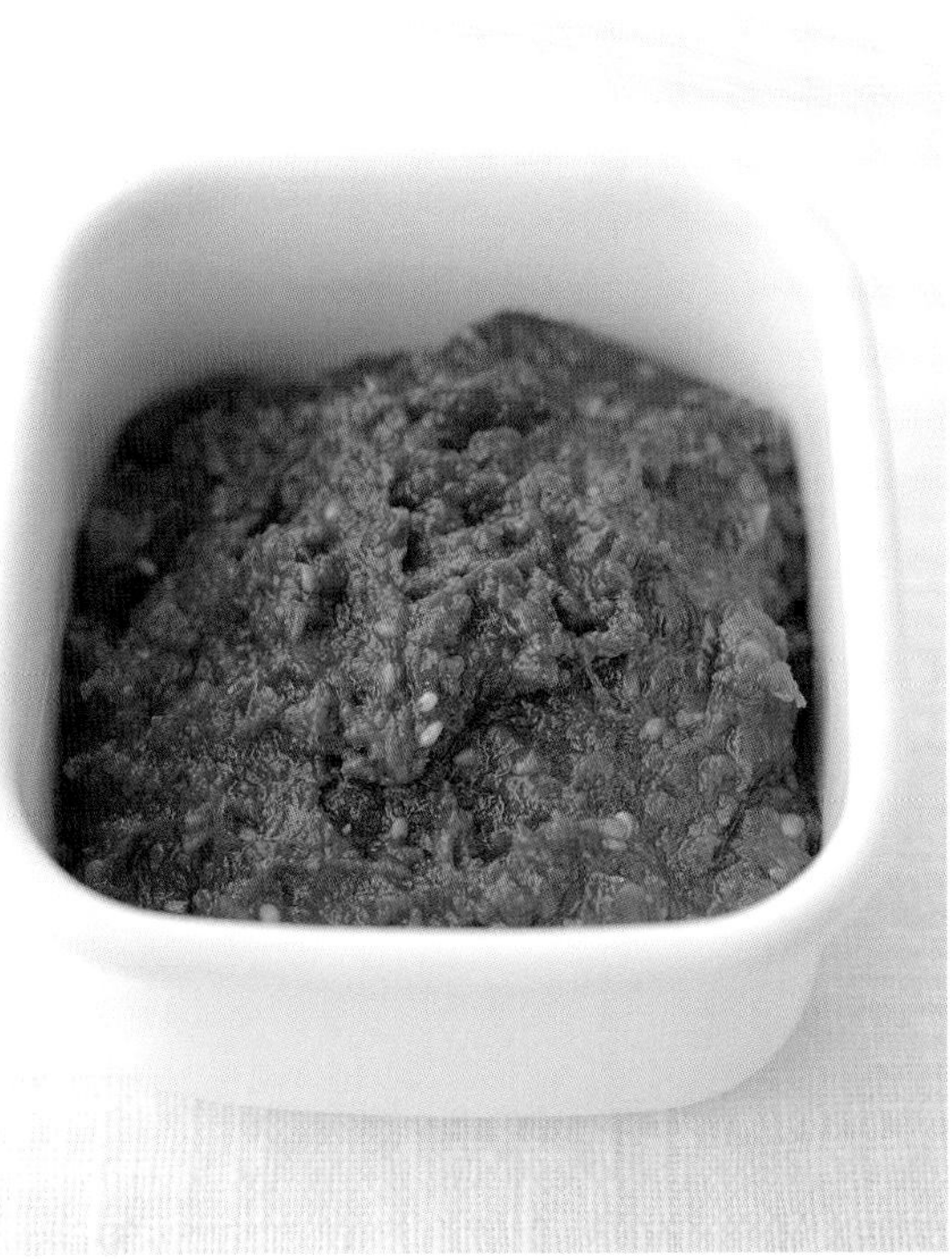

つくり方
すべての材料を混ぜ合わせる。ビンなどの密閉容器に入れて冷蔵庫で保存し、1カ月以内に使いきる。

使い方のヒント
温野菜につける。焼き肉につける。肉や魚につけ、サニーレタスなどで包んで食べる。

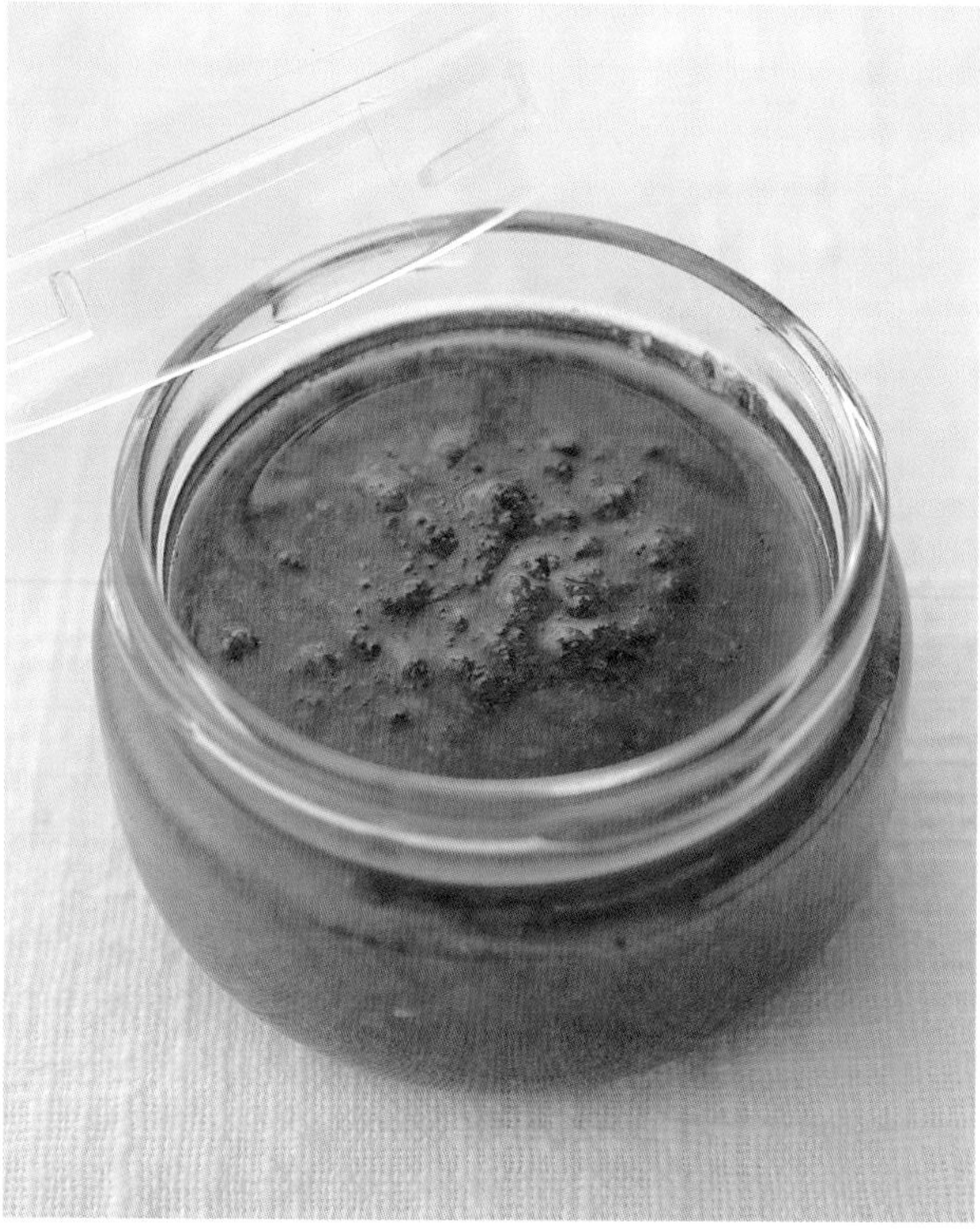

シソソース

エネルギーと血の巡りをよくし、老廃物を排出するシソがたっぷり。イライラや花粉症にも。

材料（つくりやすい分量）
松の実（から煎りする）…25g
青ジソ…50枚
塩、こしょう…各適量
ニンニク…½かけ
オリーブオイル…100ml

つくり方
オリーブオイルの半量を残して、すべての材料をフードプロセッサーに入れ、攪拌《カクハン》する。残りのオリーブオイルも入れて混ぜる。ビンなどの密閉容器に入れて冷蔵庫で保存し、1週間以内に使いきる。

● 使い方のヒント ●
パスタや刺身を和える。ソテーした白身魚や肉にかける。

薬膳酢

解毒作用の高い酢をベースに、血行を促進し、エネルギーの巡りも促す陳皮《チンピ》を入れて。

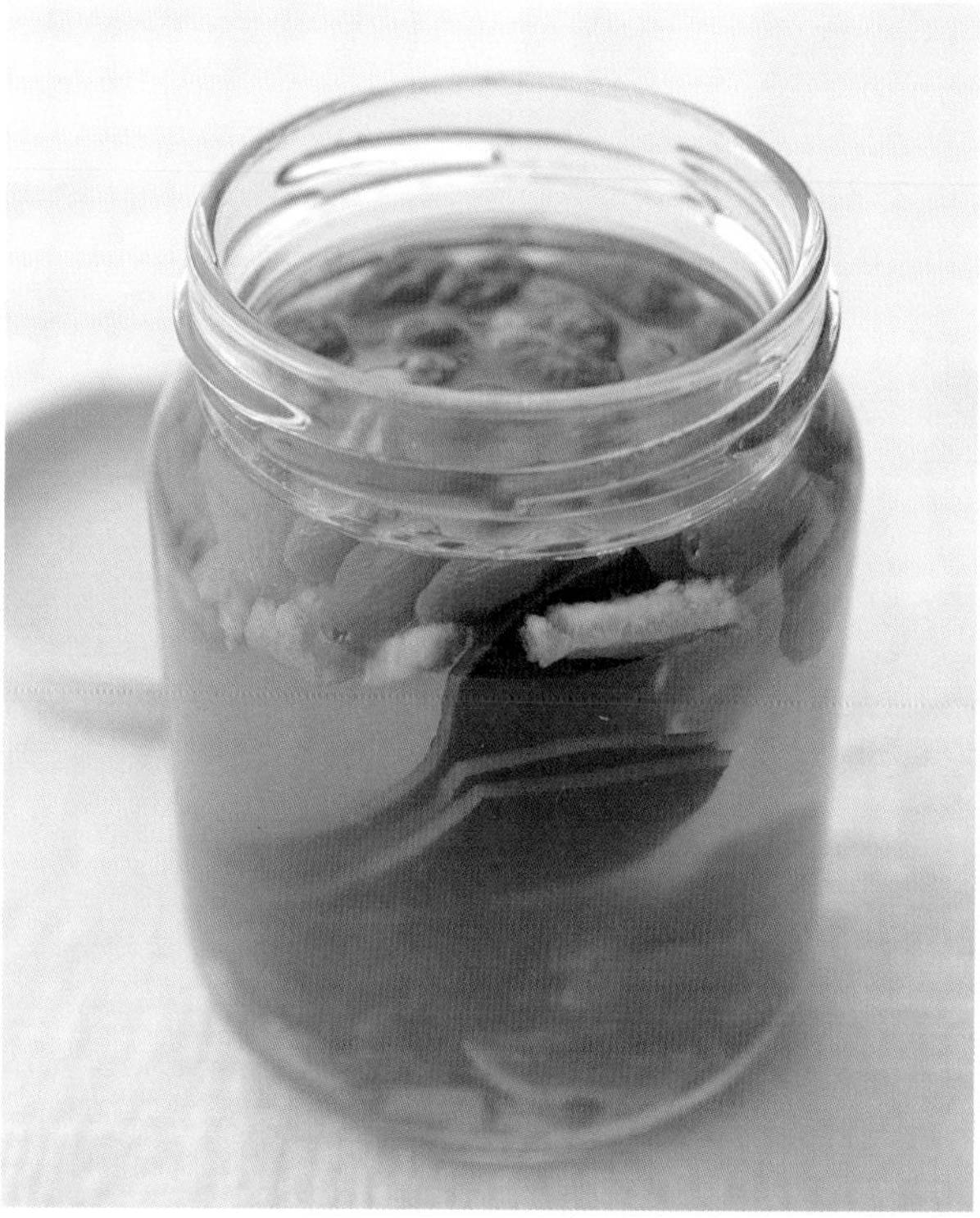

材料（つくりやすい分量）
陳皮（固形タイプ）…3g
クコの実…20粒
だし昆布…5×1cmを1枚
酢…1カップ

つくり方
すべての材料を混ぜ合わせる。ビンなどの密閉容器に入れて冷蔵庫で保存し、1カ月以内に使いきる。

● 使い方のヒント ●
酢の代わりに酢の物やサラダに入れる。水や炭酸水で薄めてドリンクにする。

三章

一品完結の毒出しワンボウル

「スープとおかずをつくり分ける時間がない」
「スープ以外でも毒出ししたい」
そんな声にお応えする、
ボリュームたっぷりのおかずスープと
一品料理を紹介。
時間のない朝食やランチにもぴったり。
おなかも大満足で毒出しも促す、
一石二鳥のレシピです。

INDEX

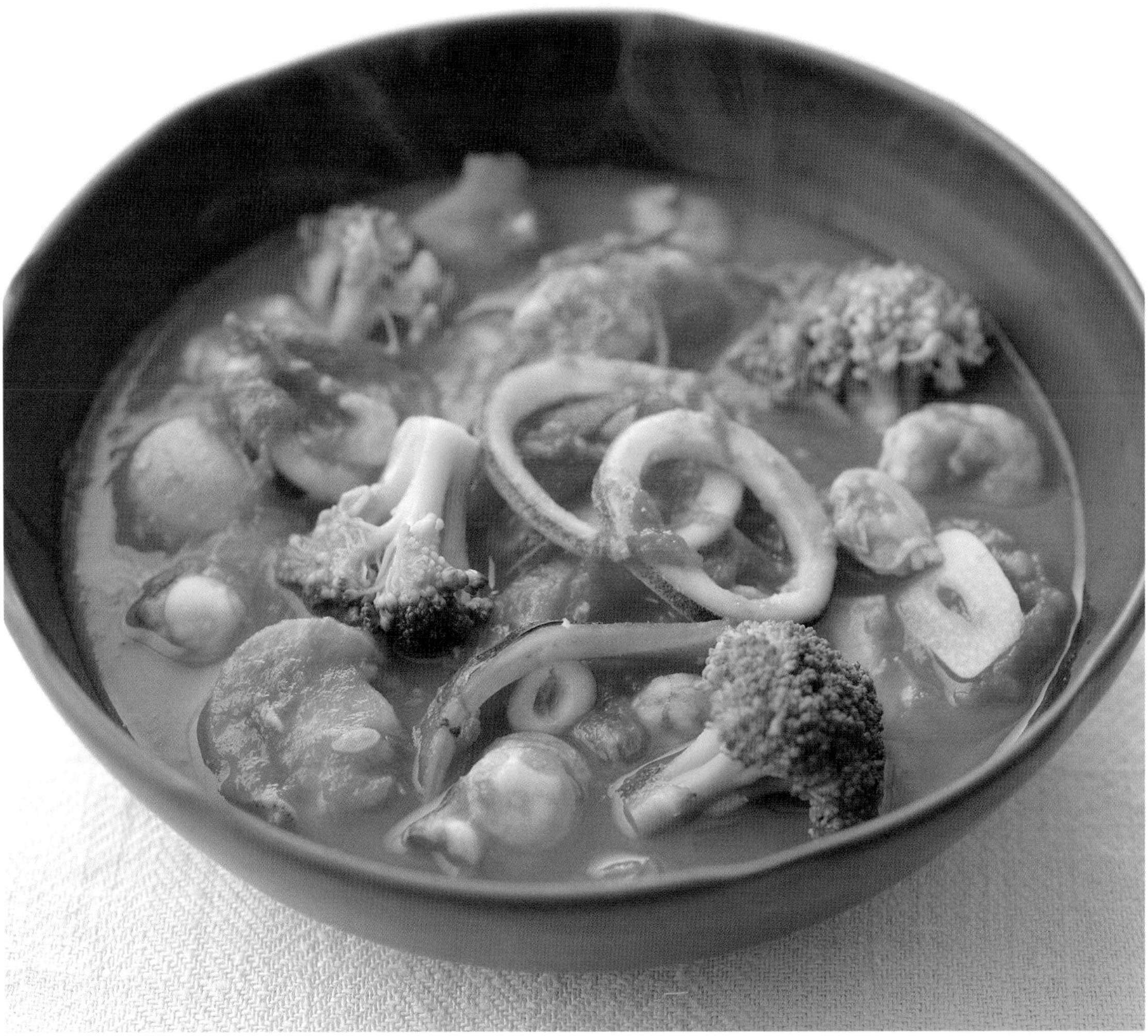

シーフードとブロッコリーのトマトスープ

胃腸の調子を整えるブロッコリー&トマトと、エネルギーや血を補うシーフードが毒出しをサポート。

材料（2人分）

- シーフードミックス（冷凍）…250g
- ブロッコリー…¼株
- トマト…大2個
- コンソメスープ…100ml
- ニンニク…1かけ
- ナンプラー…大さじ1
- 砂糖…小さじ½
- オリーブオイル…小さじ2
- こしょう…少々

つくり方

1 シーフードミックスはさっと湯通しする。ブロッコリーは小房に分け、かためにゆでる。

2 トマトはざく切りにし、ニンニクは薄切りにする。

3 鍋にオリーブオイルとニンニクを入れて弱火にかけ、香りが立ったらトマトを加え、中火で5分ほど炒める。

4 シーフードミックス、コンソメスープを加えてさらに10分煮る。ナンプラー、砂糖、こしょうで味をととのえ、ブロッコリーを加える。

根菜いっぱいの粕汁

豊富な食物繊維でデトックス効果の高い根菜たっぷり。酒粕が体を温めるので代謝促進効果も。

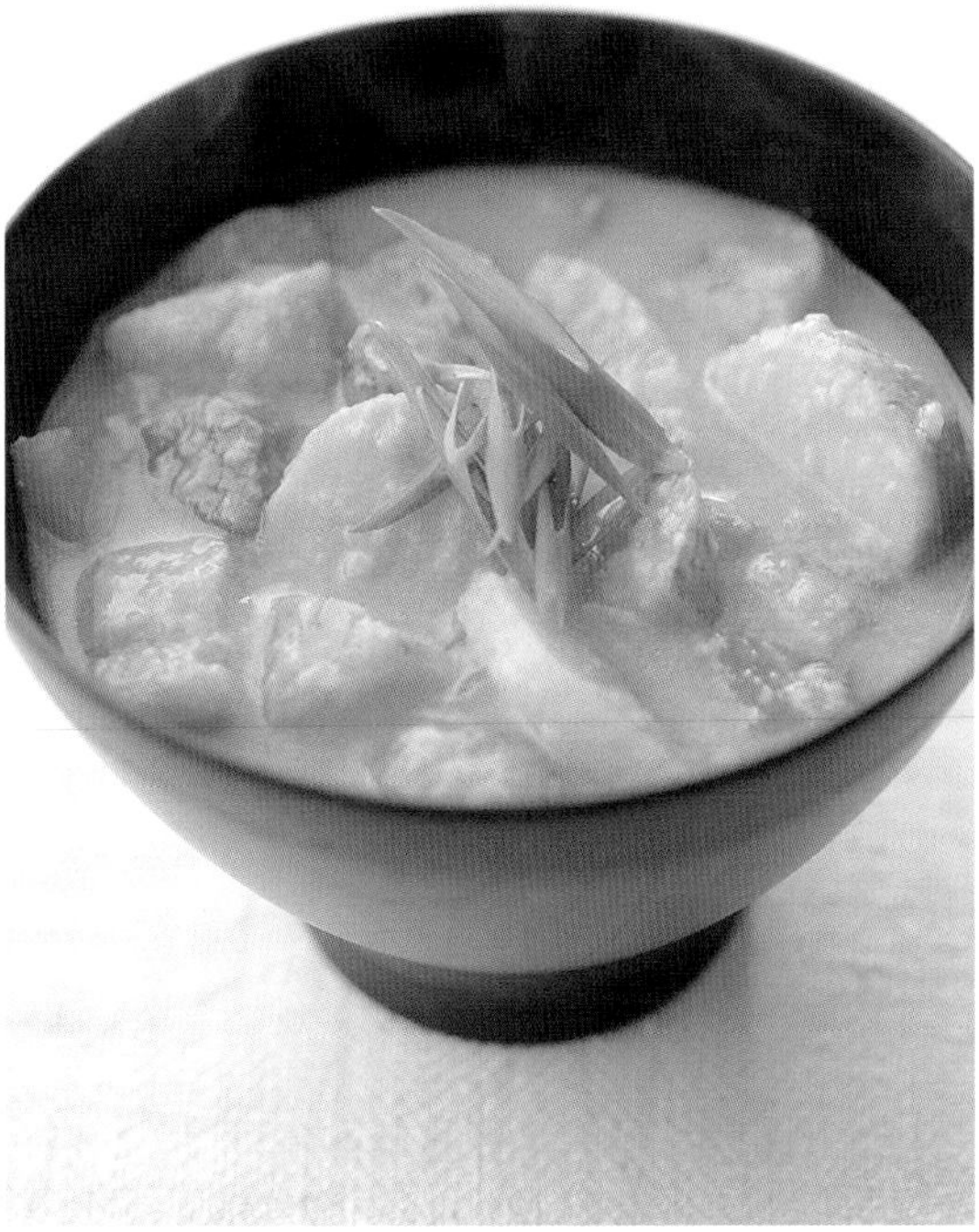

材料（２人分）
ゴボウ…¼本
ニンジン…⅓本
大根…３cm
サトイモ…中１個
油揚げ…½枚
コンニャク…½枚
酒粕…大さじ１
みそ…大さじ１と½
しょうゆ…小さじ１
和風だし…３カップ
万能ネギ…１本

つくり方

1 ゴボウとニンジンは乱切りに、大根は7㎜厚さのいちょう切り、サトイモはひと口大に、油揚げは短冊切りにする。コンニャクは下ゆでし、スプーンでひと口大に切る。

2 鍋に和風だしと**1**を入れ、火にかける。煮立ったら弱めの中火で15分ほど煮る。

3 酒粕を加えて全体になじませ、みそを溶かし入れ、しょうゆを加える。器に盛り、斜め切りにした万能ネギをのせる。

エビと野菜の豆乳スープ

通便作用、血行促進作用のある豆乳をベースに、胃腸の働きを助けるサツマイモやシメジでデトックス。

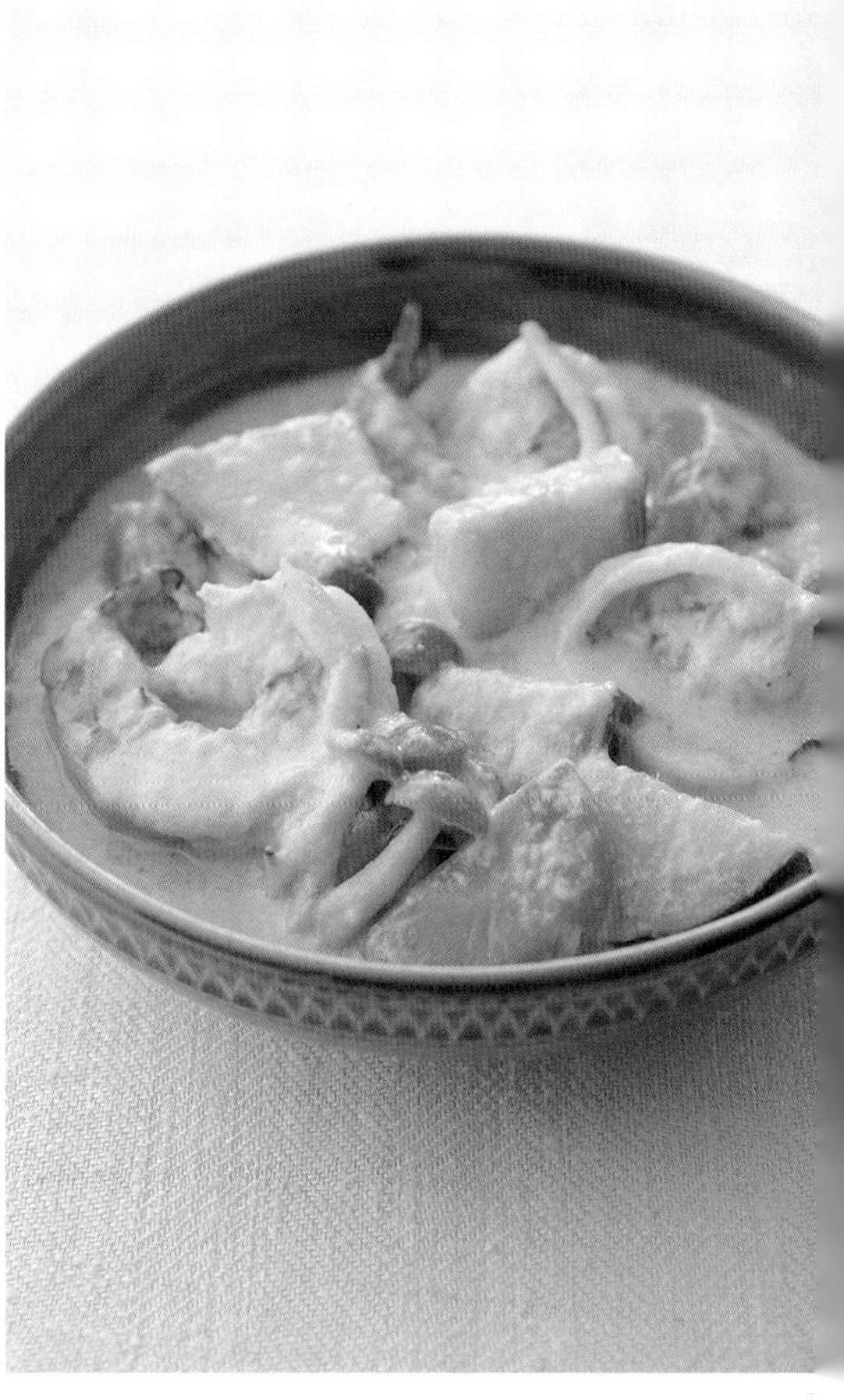

材料（２人分）
エビ…６尾
ニンニク…１かけ
酒…大さじ１
サラダ油…小さじ１
サツマイモ…⅕本
ニンジン…¼本
シメジ…１袋（100g）
コンソメスープ…１カップ
豆乳…300ml
ナンプラー…小さじ１
砂糖…小さじ½
こしょう…少々

つくり方

1 エビは殻と背ワタを除き、塩と片栗粉各少々（ともに分量外）をふってもみ、さっと洗って水気をふく。ニンニクは薄切り、ニンジンは1㎝厚さの半月切り、サツマイモは1㎝厚さのいちょう切りにする。シメジは石づきを除いて小房に分ける。

2 フライパンにサラダ油とニンニクを入れて弱火にかけ、香りが立ったらエビをさっと炒める。酒を入れてフタをし、2分蒸し焼きにしてエビを一度取り出す。

3 **2**のフライパンに**1**の残りの具材、コンソメスープを入れてフタをし、弱火で10分ほど煮る。

4 豆乳を加え、ナンプラー、砂糖、こしょうで味をととのえる。**2**のエビを戻し入れて温める。

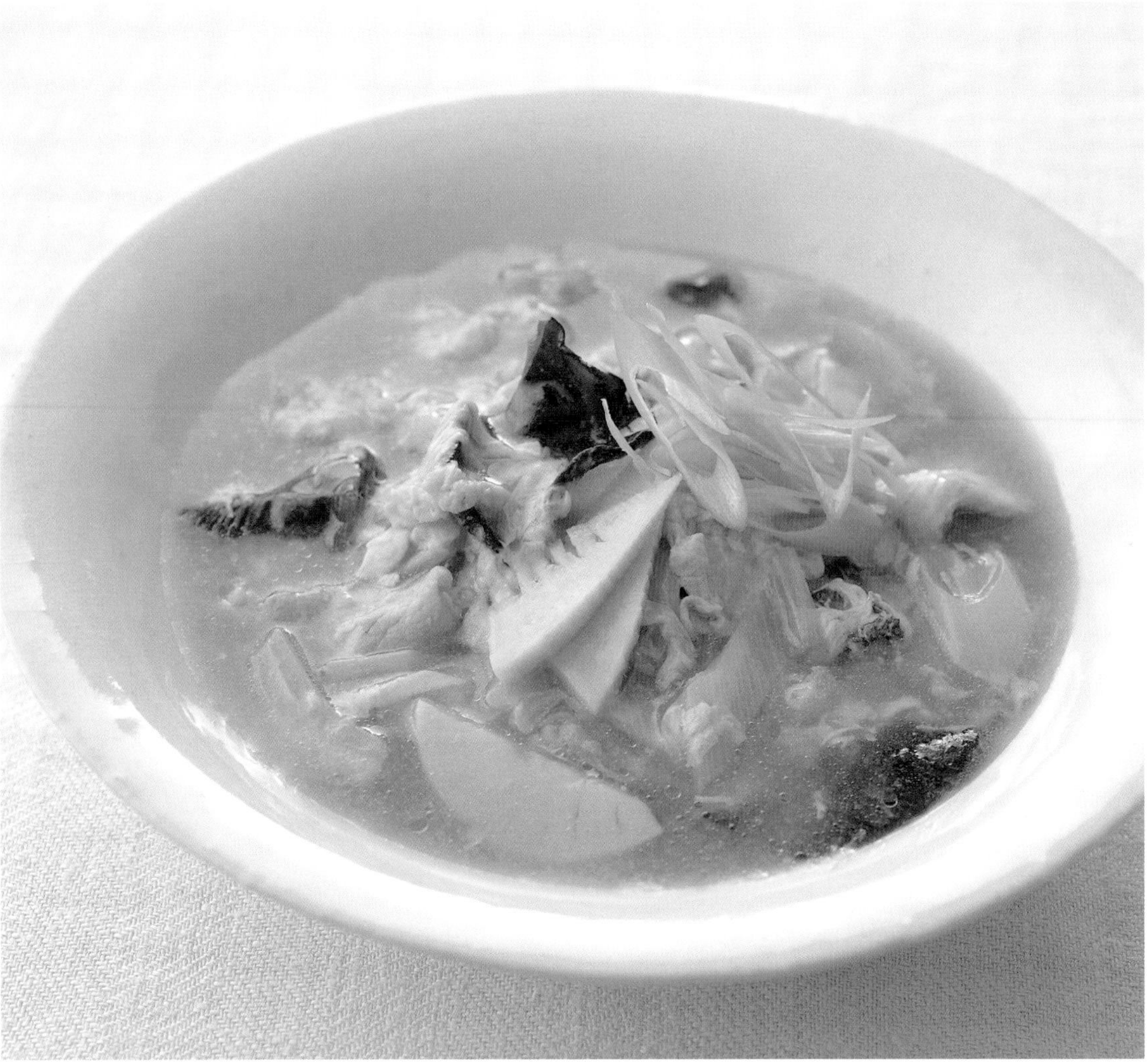

具だくさん中華風スープ

血を巡らせるキクラゲ&辛味野菜に、スタミナアップの豚肉が入って、毒出しを後押し。

材料（2人分）

- 豚モモ薄切り肉…80g
- A
  - しょうゆ、酒…各小さじ½
  - 片栗粉…適量
- 白菜…1枚（100g）
- タケノコ（水煮）…100g
- キクラゲ（乾燥）…3g
- 長ネギ…½本
- 卵…1個
- ショウガ…½かけ
- ニンニク…1かけ
- チキンブイヨン…2カップ
- ゴマ油…適量
- B
  - オイスターソース…小さじ1
  - しょうゆ…小さじ1
  - 塩…適量
  - こしょう…少々
- 長ネギの青い部分（好みで）…適量

つくり方

1 白菜はざく切り、タケノコは食べやすい大きさの薄切りにする。キクラゲは水で戻してひと口大に、長ネギは斜め切りにする。

2 ショウガとニンニクはせん切りにする。豚モモ薄切り肉は、Aのしょうゆと酒をまぶし、片栗粉をふっておく。

3 鍋にゴマ油、ショウガとニンニクを入れて弱火にかけ、香りが立ったら中火にして**1**を順に炒める。チキンブイヨンを加えて強火にし、煮立ったら豚肉を加えてアクを取る。弱めの中火で8分ほど煮る。

4 Bを加え、強火にして煮立ったら溶き卵を回し入れる。器に盛り、好みで長ネギの青い部分の斜め薄切りをのせる。

おぼろ豆腐と納豆のチゲ

胃腸の働きをよくして
便通を整える豆腐＆納豆に、
新陳代謝を促す唐辛子を加えて。

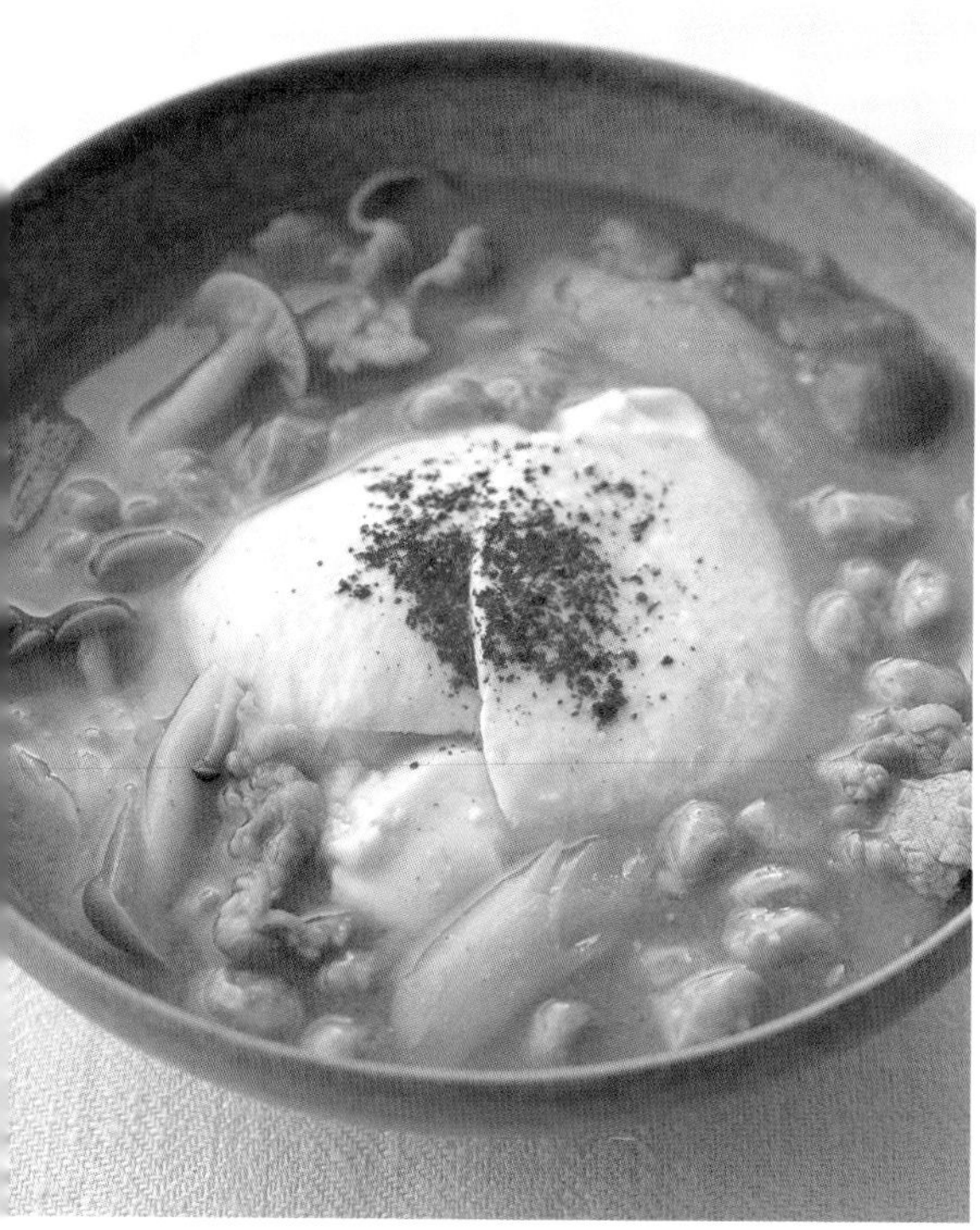

材料（２人分）
おぼろ豆腐…１丁
納豆…１パック
タマネギ…½個
シメジ…１袋（100g）
豚薄切り肉…80g
長ネギ…½本
コチュジャン…小さじ1
みそ…大さじ1と½
煮干しだし…３カップ
ゴマ油…適量
粉唐辛子（粗挽き）…適量

つくり方

1 タマネギ、豚薄切り肉は食べやすい大きさに切る。長ネギは斜め切りにし、シメジは石づきを除く。

2 鍋にゴマ油を熱し、豚肉、タマネギを炒める。煮干しだし、シメジ、納豆、長ネギを加え、煮立ったらアクを取り、弱めの中火で12分ほど煮る。

3 おぼろ豆腐を加え、ひと煮立ちしたらコチュジャン、みそを溶かし入れる。器に盛り、粉唐辛子をふる。

カラフル野菜とショートパスタのスープ

セロリ、タマネギ、パプリカがイライラを解消。
エネルギーの巡りをよくして毒出しもスムーズに。

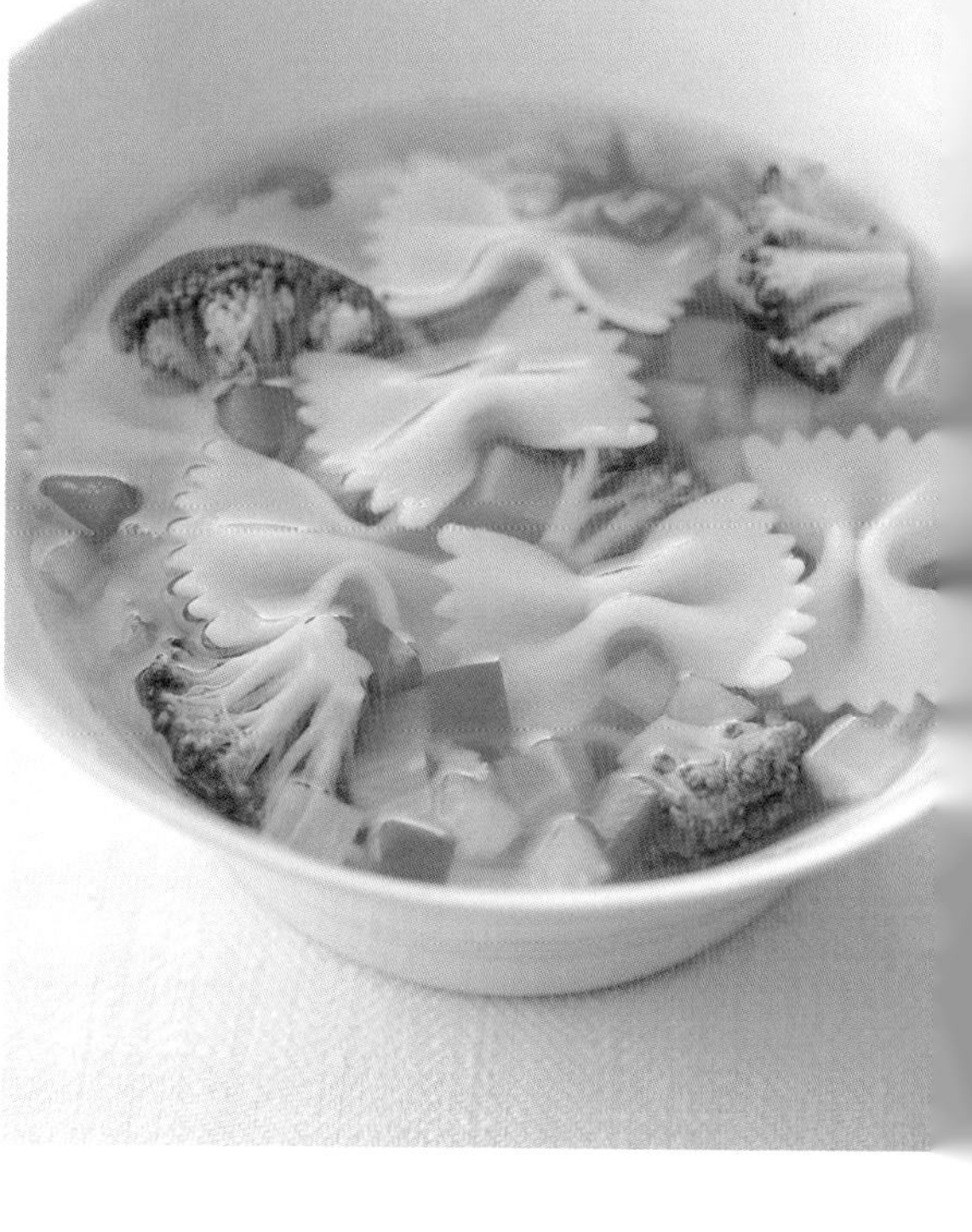

材料（２人分）

A
- セロリ…¼本
- ニンジン…⅓本
- タマネギ…¼個
- パプリカ（赤）…¼個

ブロッコリー…¼株
コンソメスープ…700ml
ショートパスタ…60g
塩…適量
こしょう…少々

つくり方

1 Aの野菜をすべて1cm角に切る。ブロッコリーは小房に分け、かためにゆでる。

2 鍋にコンソメスープ、セロリ、ニンジン、タマネギを入れて火にかけ、煮立ったらフタをして、弱火で8分煮る。野菜がやわらかくなったらパプリカを入れ、さっと煮る。

3 別の鍋でショートパスタをパッケージの表示通りにゆで、ゆで上がりの2～3分前にブロッコリーを入れて一緒にゆでる。

4 3の湯をきってスープに加え、ひと煮立ちしたら塩、こしょうで味をととのえる。

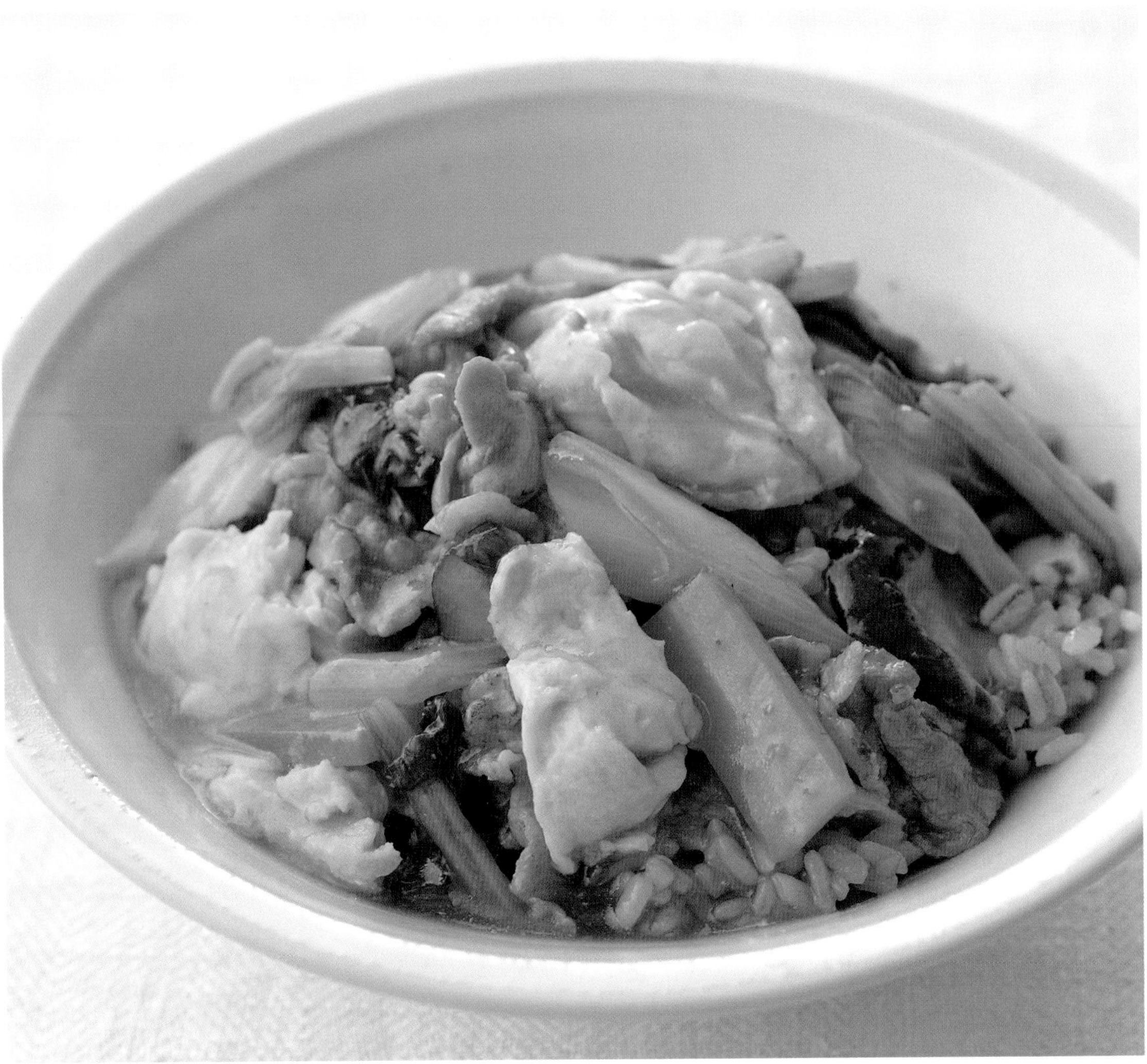

五色野菜のあんかけ丼

毒を出す力をチャージするホウレンソウ&ニンジンに、血液浄化のキクラゲを合わせて。

材料（2人分）

豚切り落とし肉…80g

A
- 塩、こしょう…各少々
- 酒…小さじ2

ホウレンソウ…1把（200g）

ニンジン…⅓本

シイタケ…3個

長ネギ…½本

卵…2個

サラダ油…小さじ1

B
- しょうゆ…小さじ1と½
- 酒…小さじ2
- 砂糖…小さじ½
- おろしショウガ…小さじ½
- おろしニンニク…小さじ¼
- 片栗粉…小さじ2
- チキンブイヨン…160ml

雑穀ごはん …茶碗2杯分

つくり方

1 ホウレンソウはさっとゆで、食べやすく切る。ニンジンは3㎝長さの短冊切りに、シイタケは石づきを除いて3等分のそぎ切りに、長ネギは斜め切りにする。豚切り落とし肉はAで下味をつける。

2 フライパンにサラダ油を熱し、割りほぐした卵を流し入れる。さいばしで大きく混ぜ、半熟になったら一度取り出す。

3 2のフライパンで豚肉を炒め、色が変わったら野菜をすべて加えて炒める。混ぜ合わせたBで味つけし、卵を戻し入れる。

4 器に雑穀ごはんを盛り、3をかける。

チリコンカン丼

体内の水を巡らせる大豆とトマトに、肉類やニンニクが入って毒出しを助ける。

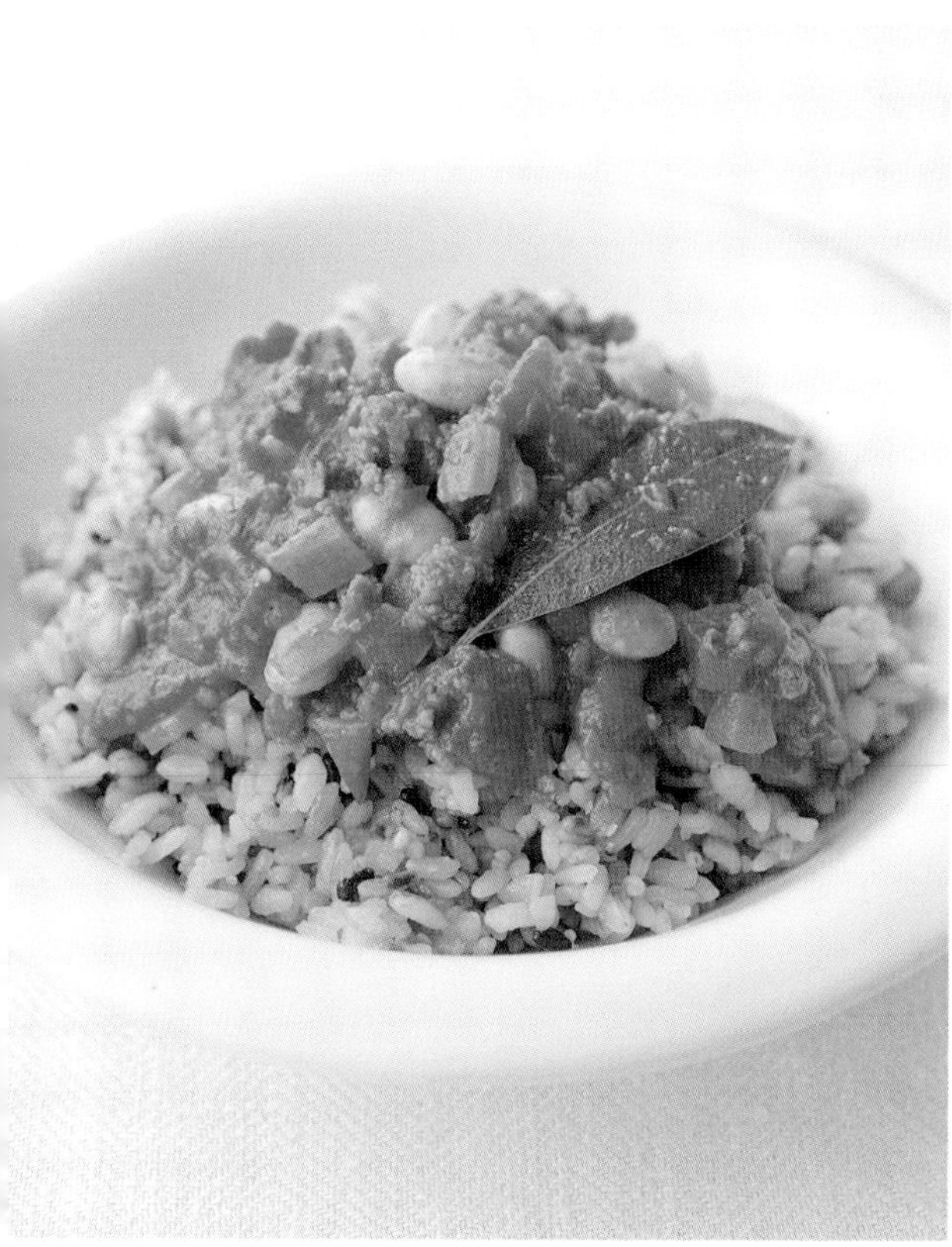

材料（2人分）
大豆（水煮）…100g
牛豚合いびき肉…100g
タマネギ…½個
おろしニンニク…小さじ½
オリーブオイル…大さじ1
チリペッパー…小さじ⅓
トマト缶（ホール）…1缶（400g）
ローリエ…1枚
塩…小さじ½
水…100ml
黒こしょう…少々
雑穀ごはん…茶碗2杯分

つくり方
1 タマネギは粗みじん切りにする。
2 鍋にオリーブオイルを熱し、タマネギが軽く色づくまで炒め、合いびき肉、おろしニンニクを加えて炒める。
3 雑穀ごはん以外の残りすべての材料を加え、15分ほど煮る。器に盛った雑穀ごはんの上にかける。

香草たっぷり汁ビーフン

血やエネルギーの巡りをよくする香草類をふんだんに使って、体をスッキリ軽く。

材料（2人分）
ビーフン（乾燥）…90g
タマネギ…½個
香菜…2～3本
青ジソ…10枚
好みのスプラウト…½パック
万能ネギ…2～3本
チキンブイヨン…3カップ
ナンプラー…小さじ2
砂糖…小さじ½
塩…小さじ½
黒こしょう…少々

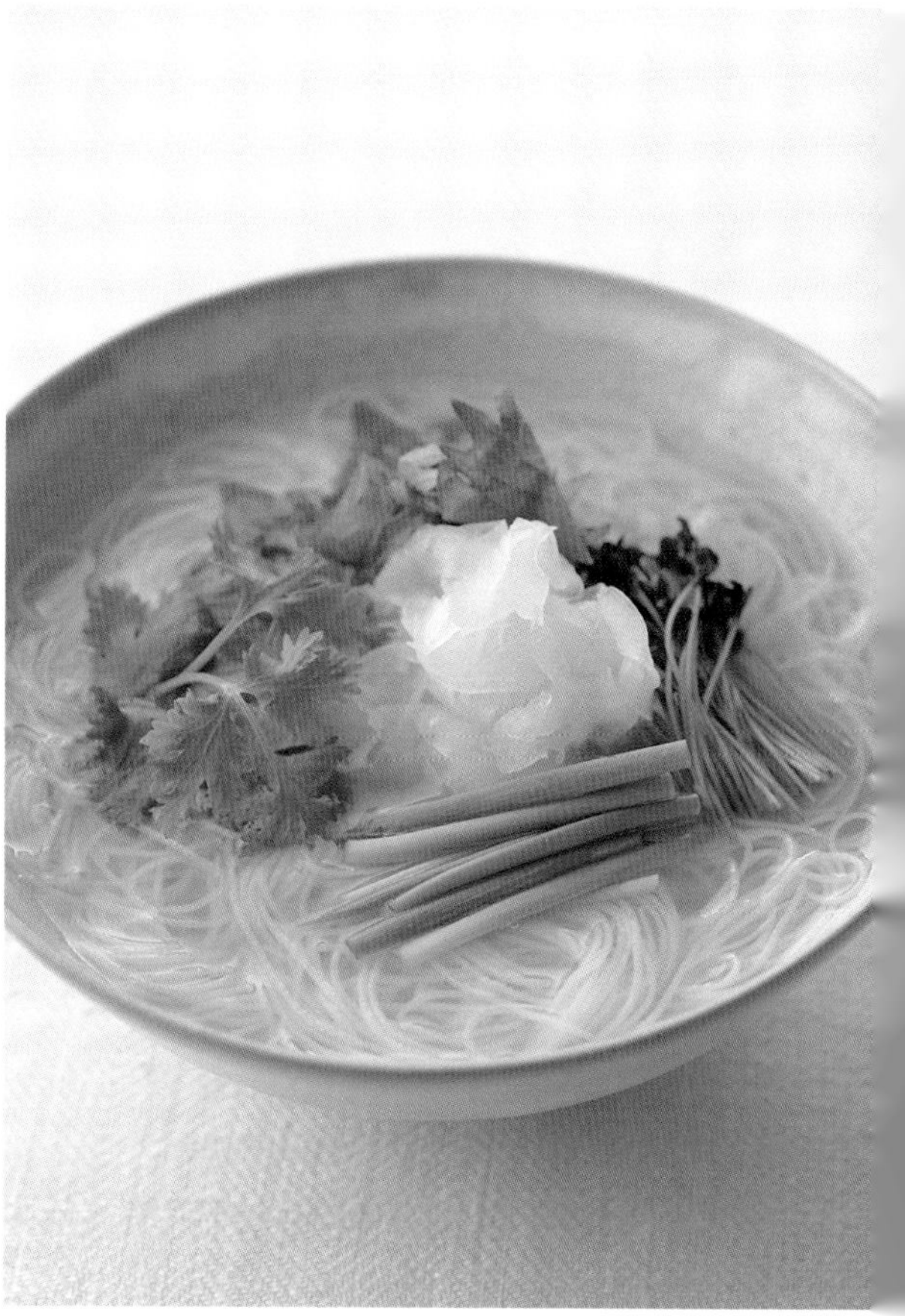

つくり方
1 タマネギは薄切りにし、塩ふたつまみ（分量外）で塩もみして水気を絞る。シソはざく切りにし、万能ネギは5cm長さに切る。スプラウトは根を除き、香菜は手でちぎる。
2 ビーフンはパッケージの表示通りにゆで、湯をきっておく。
3 鍋にチキンブイヨンを温め、ナンプラー、塩、砂糖、黒こしょうで味をととのえる。
4 3にビーフンを入れて温め、器に盛って1をのせる。

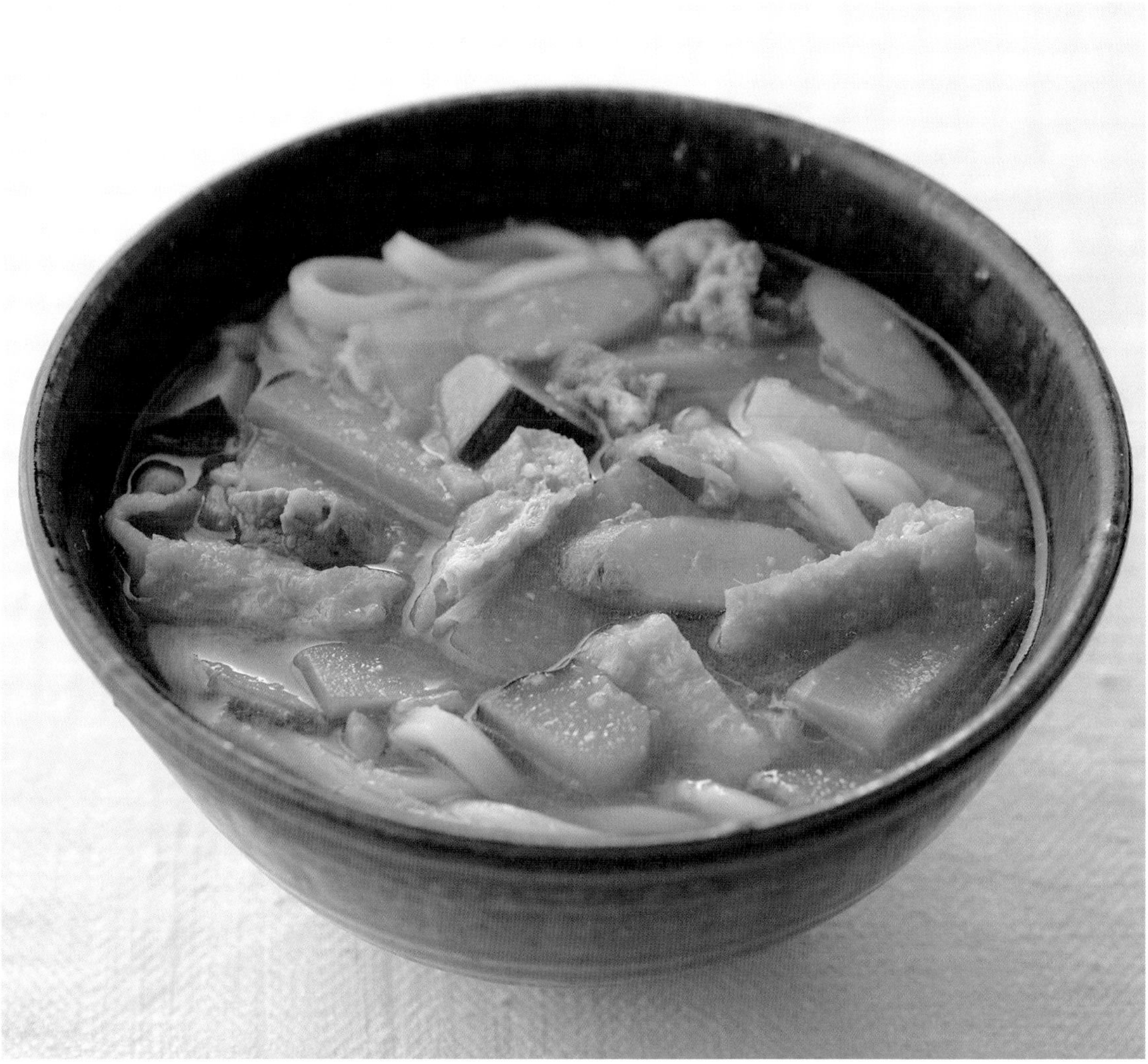

根菜いっぱい煮込みうどん

消化を助けるうどんをメインに、
毒出し効果たっぷりの根菜をふんだんに入れて。

材料（２人分）
ゴボウ…10cm（30g）
ニンジン…¼本（40g）
大根…4cm（60g）
カボチャ…50g
油揚げ…½枚
豚バラ薄切り肉…60g
みそ…大さじ1と½
しょうゆ…小さじ2
みりん…小さじ2
和風だし…700ml
冷凍うどん…２玉
おろしショウガ…小さじ½
サラダ油…適量

つくり方

1 ゴボウは斜め切り、ニンジンは３cm長さの短冊切り、大根は５mm厚さのいちょう切り、カボチャは１cm厚さのひと口大に切り、油揚げは短冊切りにする。豚バラ薄切り肉は食べやすく切る。冷凍うどんはさっとゆでておく。

2 鍋にサラダ油を熱し、豚肉、ゴボウ、ニンジン、大根を順に強火でさっと炒める。和風だしを入れ、カボチャ、油揚げを加えて弱めの中火で煮る。

3 野菜がやわらかくなったら、みりん、みそ、しょうゆで味をととのえ、うどんとショウガを入れる。

塩鮭のゴマみそおじや

胃腸を温めて消化を促す鮭には、
血行をよくして
血をサラサラにする効果も。

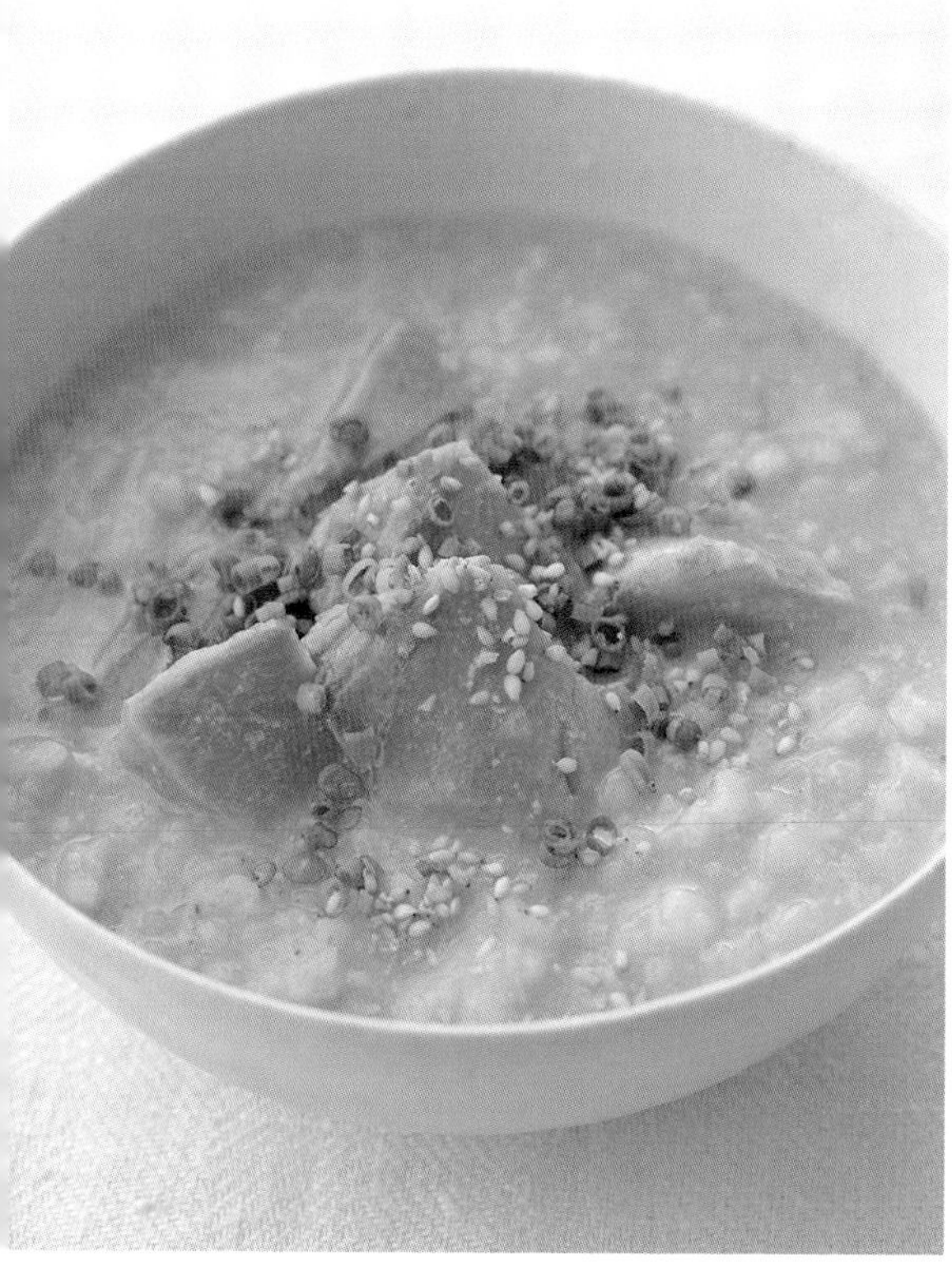

材料（2人分）
玄米ごはん
…茶碗2杯分（300g）
和風だし…2カップ
A
- 白すりゴマ…大さじ1と½
- みそ…大さじ1と½

塩鮭…1切れ
万能ネギ…2本
白いりゴマ…適量

つくり方

1 塩鮭は焼き、皮と骨を除いて身をほぐす。Aは混ぜ合わせる。万能ネギは小口切りにする。

2 和風だしに玄米ごはんを入れて火にかけ、弱めの中火で6分ほど煮てAを溶かし入れる。

3 **2**を器に盛り、鮭をのせ、万能ネギと白いりゴマを散らす。

牛肉とセロリの春雨煮

体を温めて発汗を促し、
体全体を巡らせる毒出し食材がたっぷり！

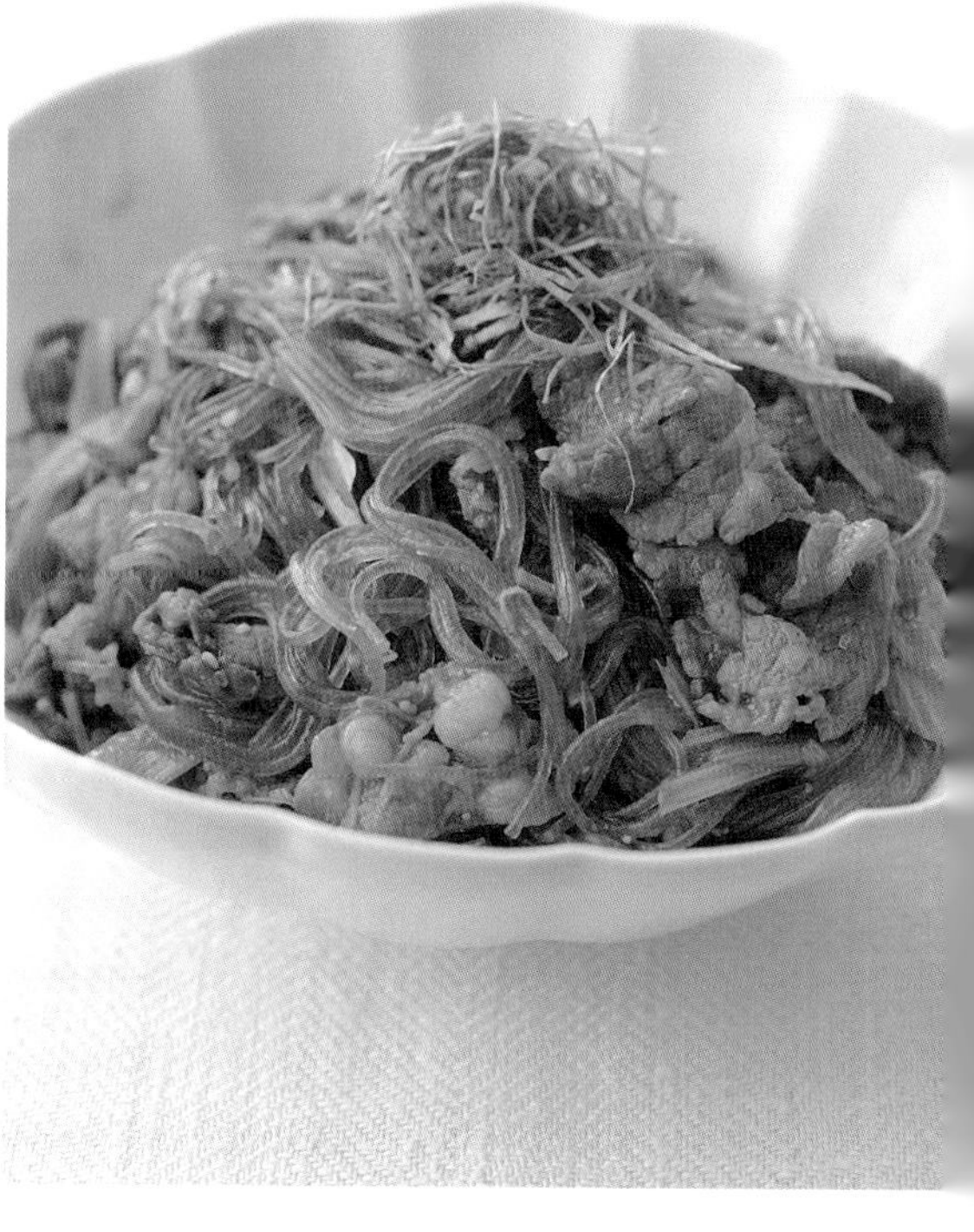

材料（2人分）
緑豆春雨（乾燥）…100g
牛薄切り肉…100g
セロリ…¼本
長ネギ…¼本
ニンニク、ショウガ…各1かけ
チキンブイヨン…2カップ
豆板醤…小さじ½
A
- 甜麺醤…大さじ2
- しょうゆ…大さじ1
- 砂糖…小さじ2
- ナンプラー…小さじ2

白すりゴマ…大さじ1
ゴマ油…小さじ2

つくり方

1 緑豆春雨は水で戻す。牛薄切り肉は、大きいものはひと口大に切る。セロリは葉と茎に分け、葉はせん切りに、茎は5㎜厚さの斜め切りにする。長ネギは粗みじん切り、ニンニクとショウガはせん切りにする。

2 フライパンにゴマ油、ニンニク、ショウガ、長ネギ、豆板醤を入れて弱めの中火にかけ、香りが立ったら牛肉を入れ、中火で炒める。

3 チキンブイヨン、セロリの茎、Aを加える。春雨を入れ、弱めの中火でスープを煮含める。

4 器に盛って白すりゴマをふり、セロリの葉をのせる。

湯葉あんかけソバ

カリウムや食物繊維を多く含むソバが、体の余分な熱を取り、消化や疲労を回復させながら毒出しを助ける。

材料（2人分）
ソバ（乾麺）…2人分
生湯葉…80g
万能ネギ…2～3本
おろしショウガ…小さじ1
和風だし…400ml
しょうゆ…大さじ3
みりん…大さじ2
水溶き片栗粉
[片栗粉、水…各小さじ2]

つくり方

1 ソバはパッケージの表示通りにゆで、水でしめて水気をきっておく。生湯葉は3㎝長さの細切りに、万能ネギは斜め切りにする。

2 鍋に和風だし、みりん、しょうゆを入れて火にかけ、煮立ったら水溶き片栗粉でとろみをつけて生湯葉を入れる。

3 器にソバを盛って**2**をかけ、万能ネギ、おろしショウガをのせる。

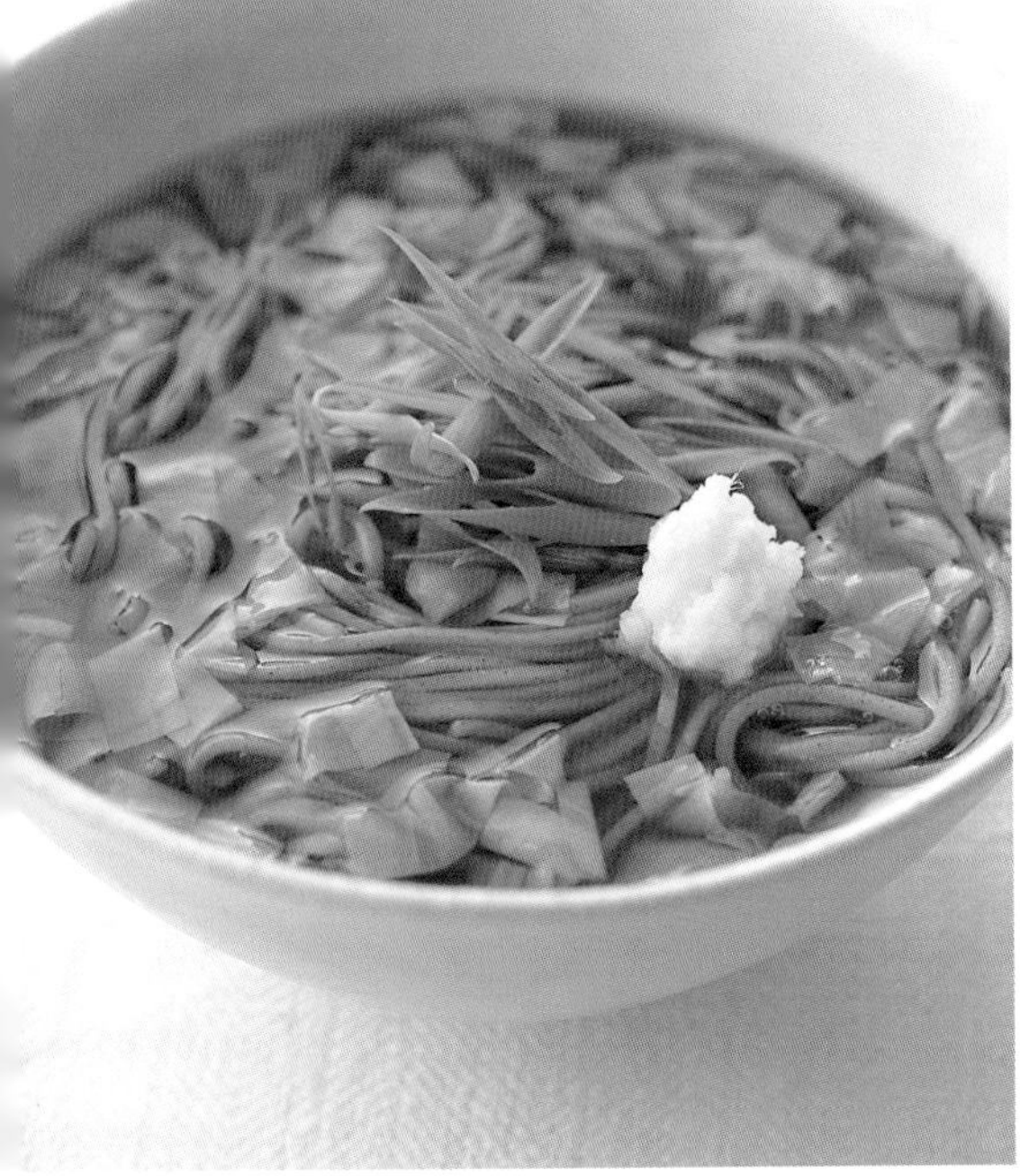

豆とゴロゴロ野菜のカレー

利尿作用で体内の水分を排出する豆を、発汗作用の高いスパイスでカレーに。

材料（2人分）
タマネギ…½個
ニンジン…½本
カボチャ…80g
マッシュルーム…6個
ひよこ豆（水煮）…100g
野菜ブイヨン…3カップ
※なければ、チキンブイヨンかコンソメスープでも可
カレールウ…2皿分
おろしニンニク、
おろしショウガ
…各小さじ½
ガラムマサラ（あれば）
…小さじ½
塩、黒こしょう…各適量
サラダ油…小さじ1
雑穀ごはん…茶碗2杯分

つくり方

1 タマネギ、ニンジン、カボチャは大きめのひと口大に切る。

2 鍋にサラダ油を熱し、タマネギ、ニンジン、マッシュルームを炒め、塩少々と水大さじ2（分量外）を入れ、フタをして弱めの中火で5分蒸し煮にする。

3 野菜ブイヨンを入れてカボチャ、ひよこ豆、おろしニンニク、おろしショウガを加え、さらに煮る。

4 カボチャがやわらかくなったら、カレールウを溶かして塩、黒こしょうで味をととのえ、あれば、ガラムマサラを入れる。雑穀ごはんと一緒に器に盛る。

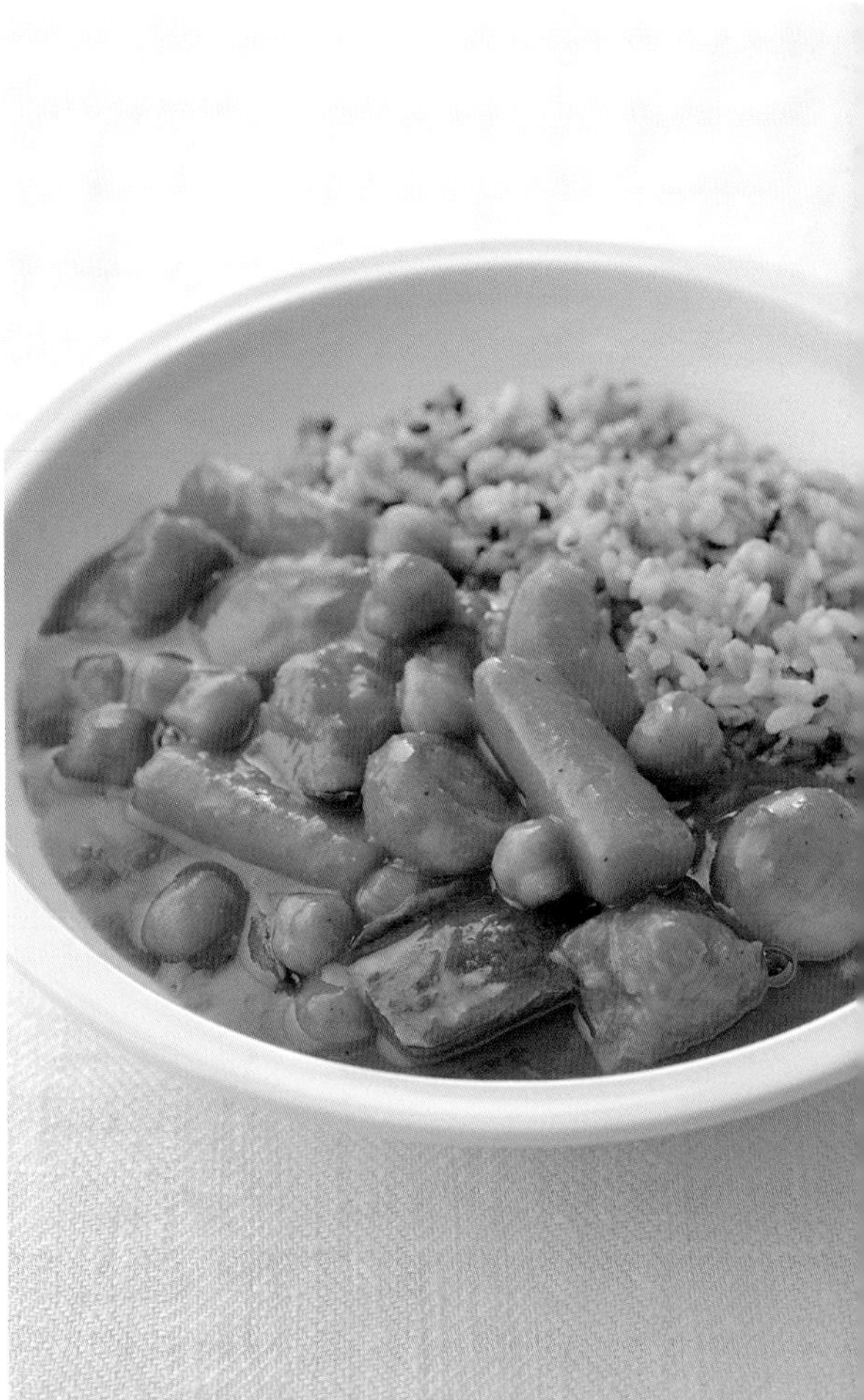

四章

体質タイプ別！
漢方食材で本格毒出し

「体力不足で毒を出す力がないタイプ」
「血の巡りが滞って毒が滞積するタイプ」など、
体質によって、
毒が溜まるメカニズムはさまざま。
そこで本章では、
体質に合わせたスープレシピで、
より本格的に毒出し！
普段の食材に加えて、
漢方食材を使ったレシピも紹介します。
まずはチェックリストで、自分の「毒」タイプを
知るところからはじめましょう。

INDEX

あなたは何毒タイプ？
体質チェックシート

〝毒〟とひとことに言っても、血が汚れている場合、
水を溜め込んでいる場合と、タイプはさまざま。
体のどこに、どんな毒が溜まるかは、
体質によって異なります。
以下のチェックリストで該当する項目が多いものが、
あなたの毒タイプ。自分のタイプを知ることで、
より効果的に毒出しをしましょう。

＊ 体質チェックの方法 ＊

① 5つのカテゴリーの項目で当てはまるもの全てをチェックします。
② 各カテゴリーごとにチェックした数を数え、もっとも多いカテゴリーがあなたの体質です。
③ あてはまるチェックの数が、複数カテゴリーで同じ数だった場合は、今現在気になっている項目を優先してカテゴリーを選びましょう。

エネルギー不足毒タイプ

- □ 疲れやすく、体力がない
- □ 呼吸が浅くて息切れしやすい
- □ 倦怠感が強く、やる気が出ない
- □ 風邪をひきやすい
- □ 顔色が青白っぽい
- □ 下痢をしやすい
- □ 汗かきで、少し動いただけでも汗ばむ
- □ 普段から眠気が強い
- □ 食欲があまりなく消化が悪い
- □ 舌の色が淡い

エネルギーの不足から血液循環や代謝が悪くなり、毒素が溜まっています

》》 P58へ

血液ドロドロ毒タイプ

- □ 冷え、のぼせがある
- □ 顔色が悪く目の下にクマがよくできる
- □ しみ・そばかす・くすみが気になる
- □ 肌荒れしやすい
- □ アザができやすい
- □ 慢性的に同じ部位に差すような痛みがある
- □ 頭痛・肩こりがある
- □ 月経のとき経血にかたまり状のものがある
- □ 血中コレステロールや中性脂肪の数値が高い
- □ 舌の色は暗い紫色

血の流れが滞り、毒素が蓄積されています

≫ P70へ

ストレス毒タイプ

- □ ストレスを溜めやすい
- □ イライラしやすく、怒りっぽい
- □ 緊張したり怒ったりすると具合が悪くなる
- □ お腹、わき腹が張る
- □ のどや胸がつかえた感じがする
- □ げっぷが出やすい
- □ 頭痛・肩こりなどが起こりやすい
- □ 排便がスムーズでない
- □ ため息をよくつく
- □ 舌苔《ゼッタイ》はあまり厚くないが白い

ストレスでエネルギーの巡りが悪くなり、毒素が蓄積しています

≫ P62へ

水ぶよぶよ毒タイプ

- □ むくみやすい（特に足）
- □ 痰《タン》やつばがよく出る
- □ 身体が重だるい
- □ 雨の日に具合が悪くなりやすい
- □ お腹がちゃぽちゃぽ音がする
- □ 下痢、軟便になりやすい
- □ 車酔いしやすい
- □ べっとりとした汗をかきやすい
- □ おりものが多い
- □ 水溶性の鼻水が出やすい

体液の流れが悪く、体に余分な水分が溜まっています

≫ P74へ

栄養不足毒タイプ

- □ 顔色が悪くツヤがない
- □ 皮膚がカサカサする
- □ 髪がパサつく
- □ 唇や爪の色が淡い
- □ めまいを起こしやすい
- □ 眠れない、または夢が多く熟睡できない
- □ 手足がしびれる
- □ 目が疲れやすい
- □ 大便が乾燥して硬い
- □ 不安感がある

栄養不足から血の巡りも悪くなり、毒素が全身に蔓延中

≫ P66へ

エネルギー不足毒

舌の状態

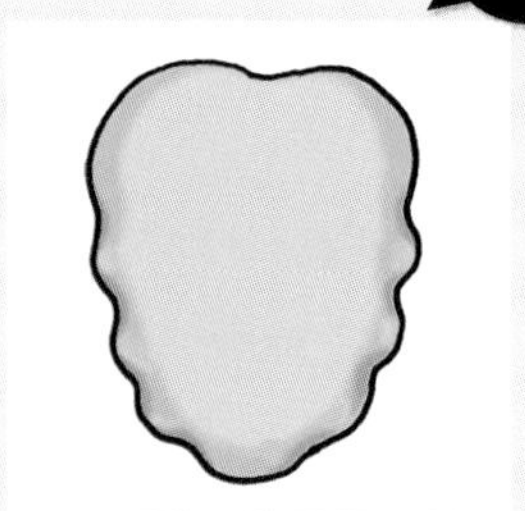

色は全体的に淡い。舌は厚く、腫《ハ》れぼったい

体の状態

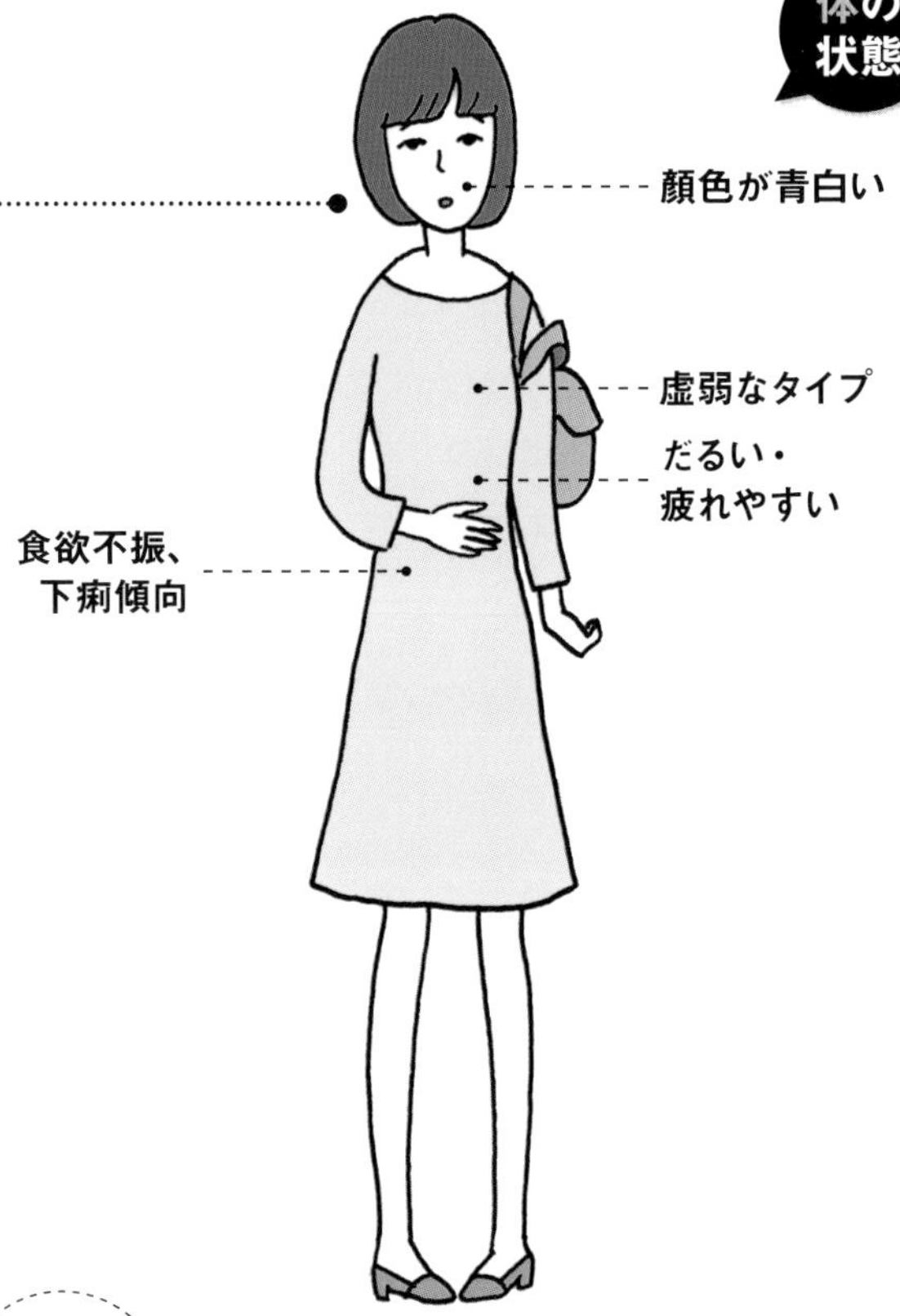

血液や体液を巡らせる力の不足が毒素蓄積の原因！

通常、生命活動のもとになるエネルギーが血液や体液を巡らせることで、汗や便、尿として毒素を体外に排出します。そのエネルギーが不足し、代謝や血液循環が悪くなり、毒素が溜まるのがこのタイプ。

体力がなく、食欲不振に陥りやすいなど、虚弱体質の人に多く見られます。免疫力も低下しているので、風邪もひきやすいのが特徴です。

毒を溜めないポイント

□ 食べ方

朝食をしっかり食べてエネルギーチャージ

代謝が低下しがちなこのタイプは、基礎代謝を活発にするため、朝からしっかりと食事を摂ることが大切。

エネルギーを補い、胃腸の機能も高める穀類・いも類・豆類などをよく噛んで食べましょう。また、代謝を下げないために、体を冷やすものは食べすぎないように気をつけて。

□ 生活習慣

早寝早起きで、代謝をアップ！

エネルギーが不足しがちなため、過度の仕事や睡眠・運動不足といった生活習慣の乱れが、体調にすぐ出てしまうのがこのタイプ。そのため、何よりも規則正しい生活を送ることが大切です。

早寝早起きのほか、体に負担のかからない、ウォーキングやヨガなどの適度な運動も心がけて。

このタイプに効果的な　毒出し食材はコレ！

食材

鶏肉

胃腸にやさしい肉でエネルギーを補充

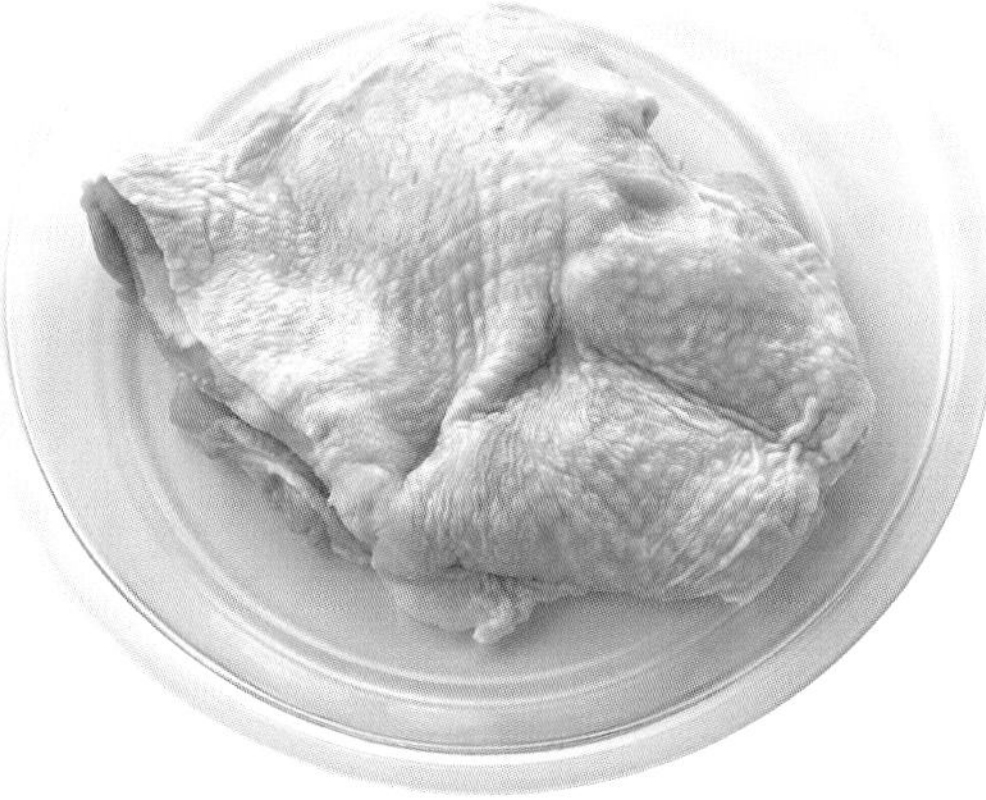

肉質がやわらかく消化吸収に優れているため、胃腸に負担がかかりにくい鶏肉。お腹を温めながらエネルギーを補い、毒素排出も促します。虚弱体質の人の体質改善や体力回復に最適の食材です。

特に食欲がないときや、慢性の下痢で悩む人は積極的に食べるといいでしょう。皮には美容効果が期待できるコラーゲンもたっぷり。

効果アップの組み合わせ食材

玄米

ジャガイモ

シイタケ

漢方食材

高麗人参《コウライニンジン》

エネルギーをたっぷり補える最強漢方食材

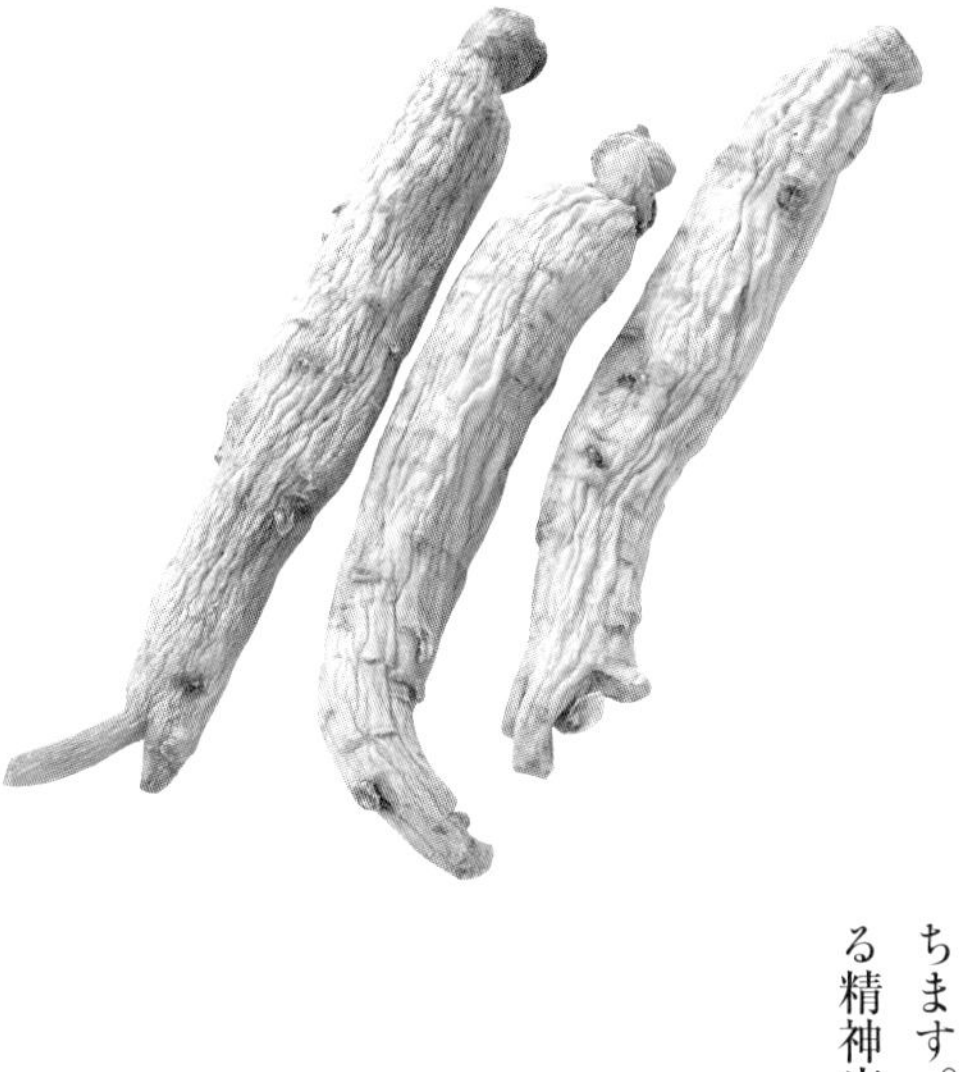

強力なエネルギーアップ効果を持つ高麗人参。血液循環をよくして毒出しを促します。滋養強壮効果が高いので、疲労回復や免疫力アップにも役立ちます。さらにストレスからくる精神疲労を改善する働きも。

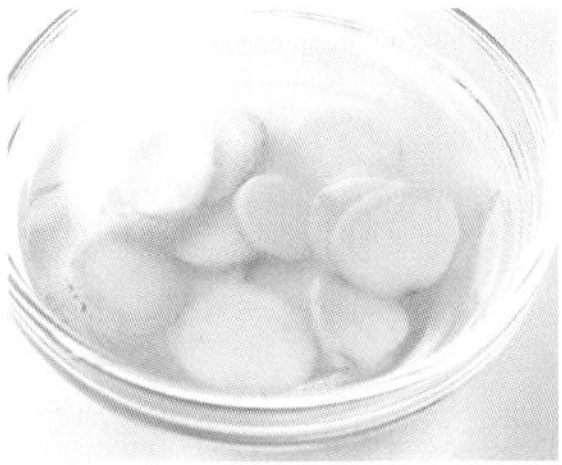

使い方のコツ

入手しやすい市販品のほとんどが、カットされた状態のもの。2〜3時間以上水につけ、汁ごと料理に使う

【鶏肉】

手羽先と大根のスープ

エネルギーを補う鶏肉、余分な水を排出する大根、発汗作用のあるショウガ&ネギで、毒を溜めない体に。

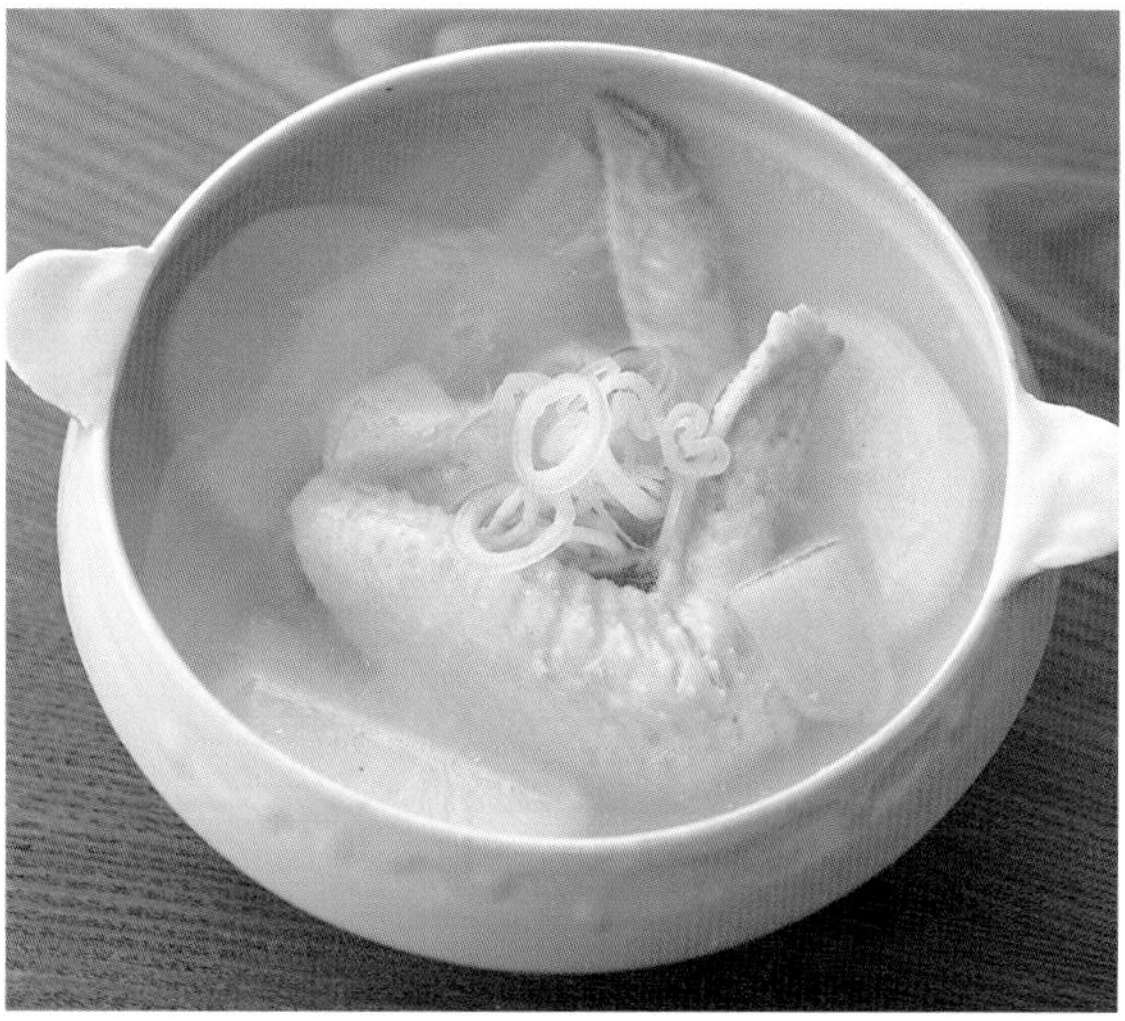

材料（2人分）
鶏手羽先…6本
ショウガの薄切り…3枚
長ネギ…½本
水…3カップ
大根…3cm
塩…適量
こしょう…少々

つくり方

1 鶏手羽先は、さっと熱湯をかけて水気をふいておく。長ネギは青い部分と白い部分に分け、白い部分は小口切りにする。大根は1㎝厚さの半月切りにする。

2 もち米は洗って約30分浸水させ、水をきる。鍋に手羽先、ショウガの薄切り、長ネギの青い部分、水を入れ、強火で煮立ててアクを取る。弱火にし、フタをして15分ほど煮る。

3 大根を入れてさらに15分ほど煮る。大根がやわらかくなったら、塩、こしょうで味をととのえる。器に盛って、長ネギの小口切りをのせる。

鶏の治部煮風スープ

疲れてむくみやすいときに、むくみ解消によいインゲンや大根が体調を整える。

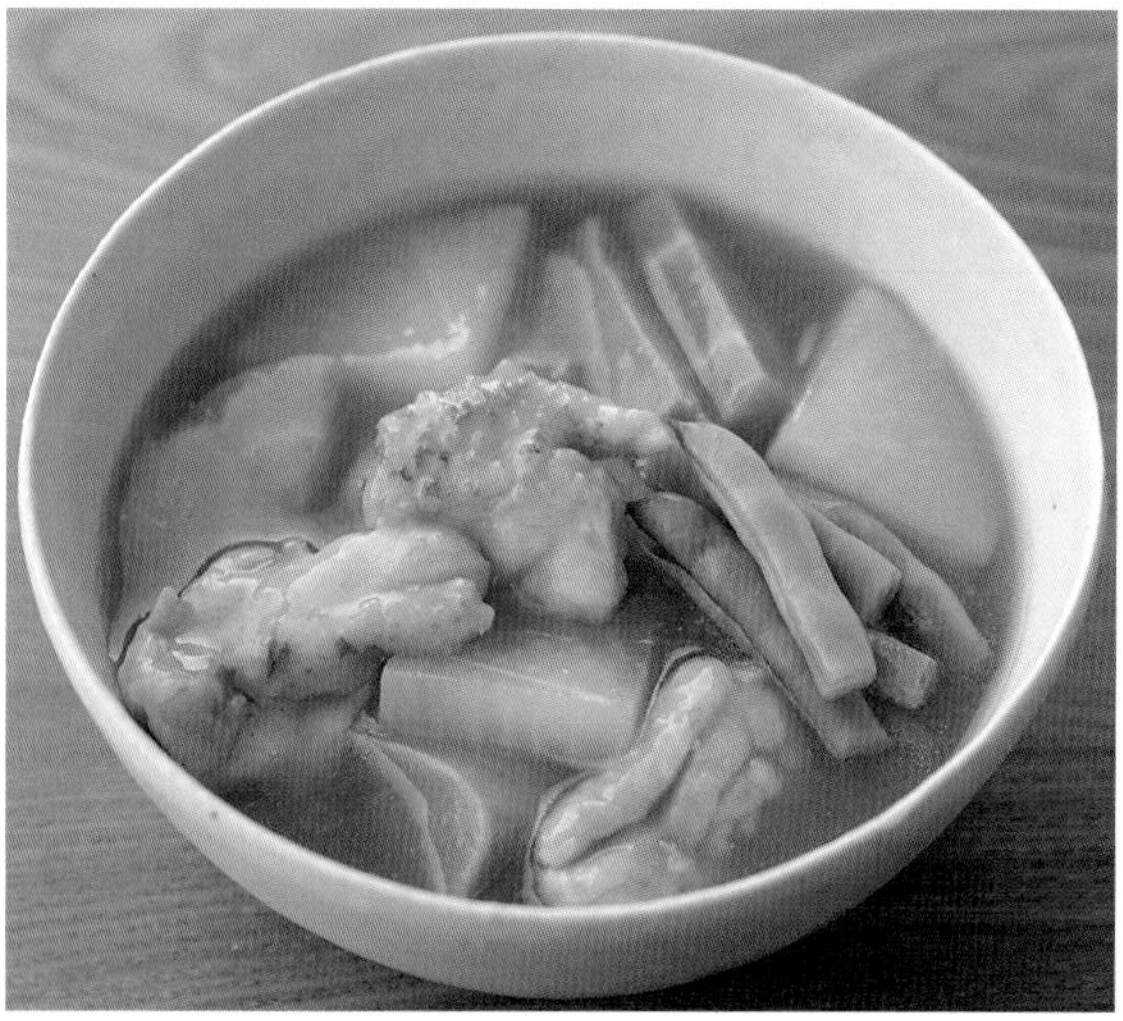

材料（2人分）
鶏モモ肉…½枚
大根…3cm
ニンジン…¼本
生麩…60g
サヤインゲン…3本
片栗粉…適量
和風だし…2カップ
しょうゆ、薄口しょうゆ…各大さじ1
みりん…大さじ2
酒…大さじ1
塩…少々

つくり方

1 大根は8㎜厚さのいちょう切り、ニンジンは6㎜厚さの半月切り、生麩はひと口大に切る。サヤインゲンはさっとゆでて4㎝長さに切る。

2 フライパンを強火で熱し、鶏モモ肉を皮目を下にして入れ、皮目だけをさっと焼き、取り出す。粗熱が取れたらひと口大に切り、片栗粉をまぶす。

3 **2**のフライパンに、大根、ニンジンを入れてさっと炒め、和風だしを入れて野菜がやわらかくなるまで煮る。

4 鶏肉を入れ、酒、みりん、しょうゆ、薄口しょうゆで味つけする。生麩を加えてさっと煮たら、味をみて、足りないようなら塩を加えて味をととのえる。器に盛り、サヤインゲンを添える。

【高麗人参】

簡単サムゲタン

スタミナ料理として効果抜群のサムゲタンは、毒出しにもぴったり。

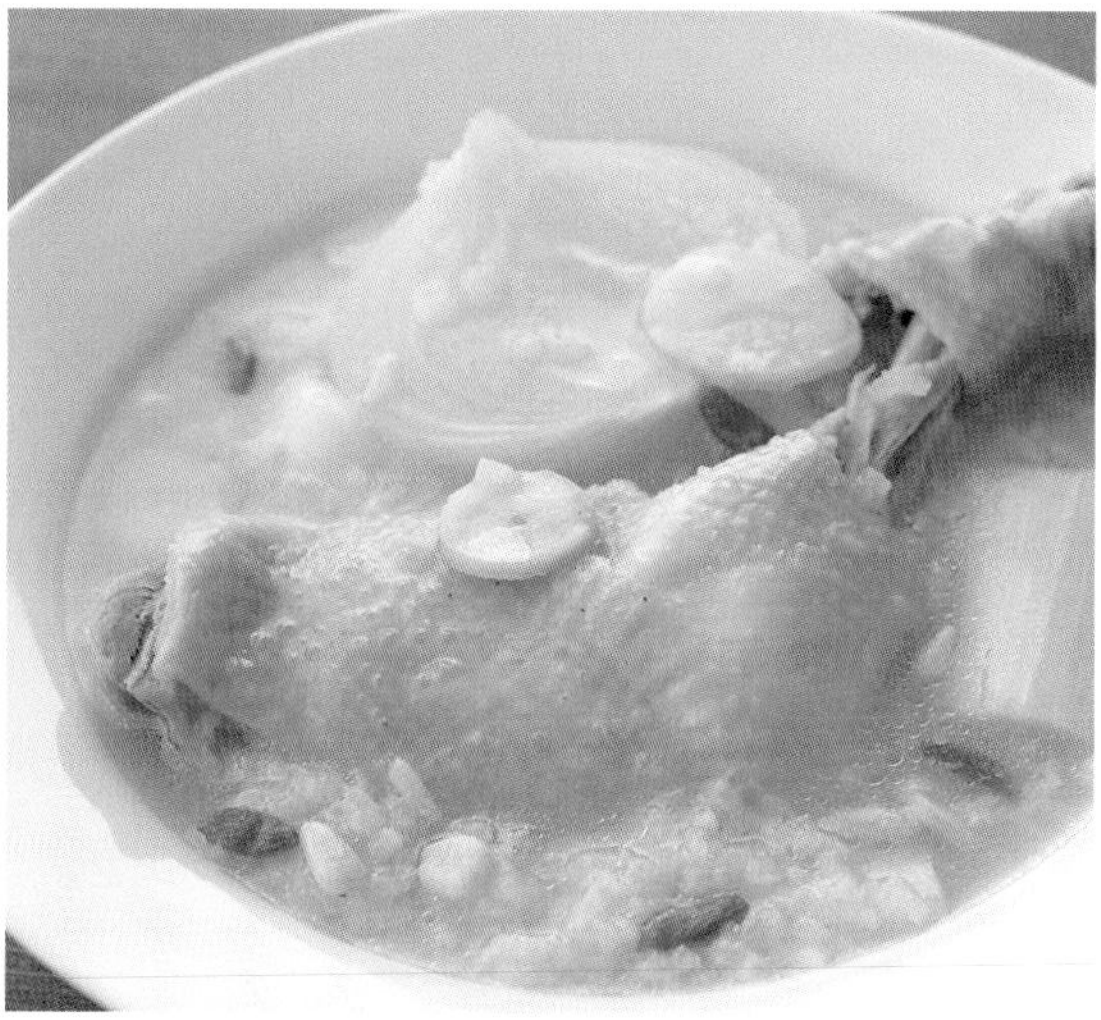

材料（2人分）
高麗人参(乾燥)…6g
水…1カップ
鶏モモ骨つき肉
　…2本(約600g)
長ネギ…1本
タマネギ…1個
ニンニク…4かけ
ショウガ…1かけ
クコの実…10粒
もち米…⅓カップ
松の実…16個(3g)
水…800ml
A［塩…適量
　白すりゴマ…適量

つくり方
1 高麗人参は水1カップに5時間ほどつけ、戻しておく。もち米は洗って約30分浸水させ、水を切る。
2 鶏モモ骨つき肉は骨に沿って切り込みを入れる。長ネギは青い部分と白い部分に分け、白い部分は3cm長さのぶつ切りにする。タマネギは縦半分に切り、ニンニクとショウガは薄切りにする。
3 鍋に**1**の高麗人参を戻し汁ごと入れ、A以外のすべての材料も入れて強火にかける。煮立ったらアクを取って弱火にし、フタをして40分ほど煮る。
4 器に盛り、Aを混ぜ合わせたゴマ塩をかけながらいただく。

高麗人参とゴボウのポタージュ

高麗人参で栄養をチャージしながら、ジャガイモとゴボウが老廃物を排出。

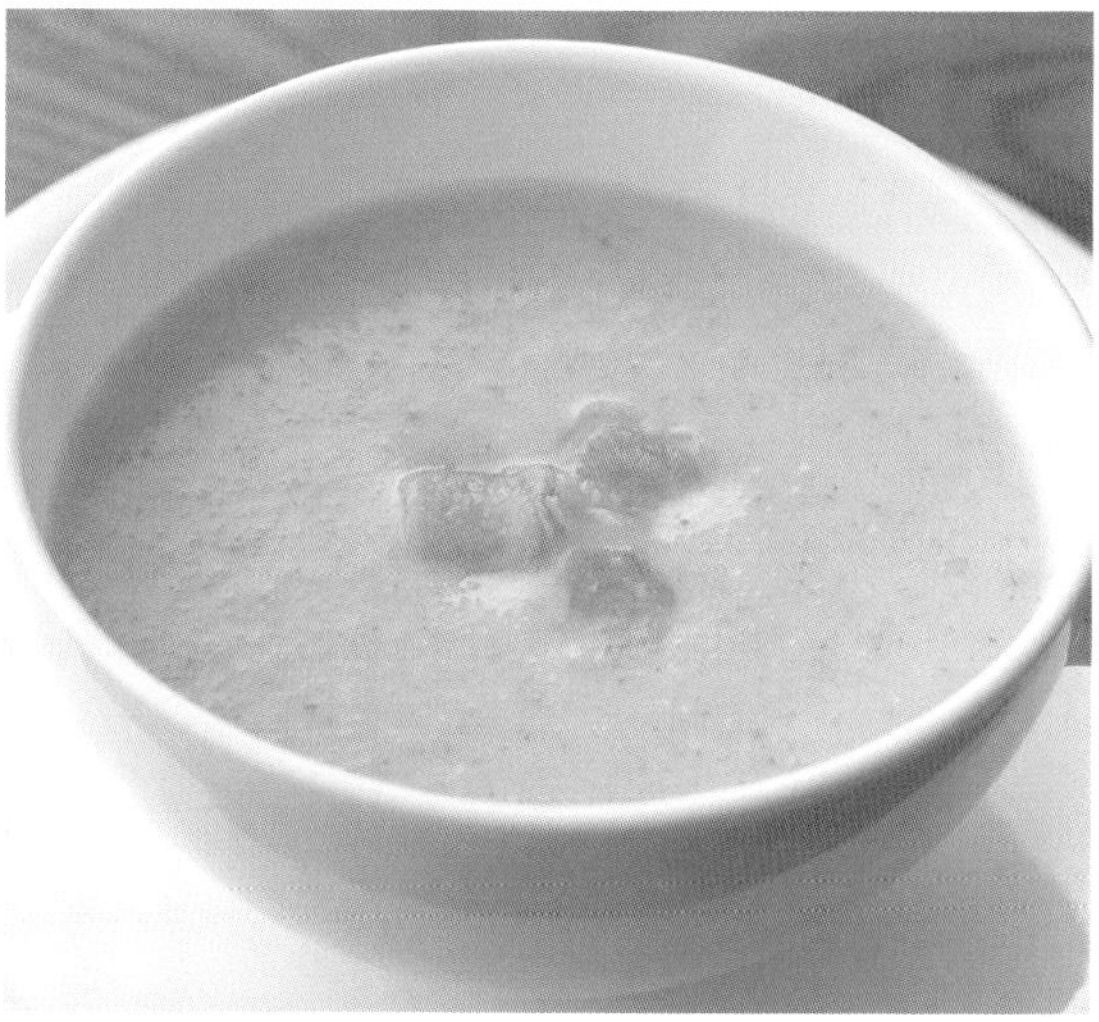

材料（2人分）
高麗人参(乾燥)…6g
水…150ml
タマネギ…½個
ジャガイモ…中1個
ゴボウ…½本(100g)
野菜ブイヨン…300ml
※ なければ、チキンブイヨンかコンソメスープでも可
牛乳…150ml
生クリーム…大さじ3
塩…適量
こしょう…少々

つくり方
1 高麗人参は水に5時間ほどつけ、戻しておく。
2 タマネギ、ジャガイモ、ゴボウは薄切りにする。
3 鍋に**1**を戻し汁ごと入れ、タマネギ、ジャガイモ、ゴボウ、野菜ブイヨンも入れて火にかける。煮立ったらフタをして、フツフツと煮立つ程度の弱火で15分ほど煮る。
4 野菜がやわらかくなったら、高麗人参を5～6枚取り出し、残りをフードプロセッサーにかけてなめらかになるまで攪拌《カクハン》する。
5 **4**のペーストを鍋に戻し、牛乳、生クリームを加えて中火で煮立て、塩、こしょうで味をととのえる。器に盛り、**2**で取り出した高麗人参をトッピングする。

ストレス毒

舌の状態

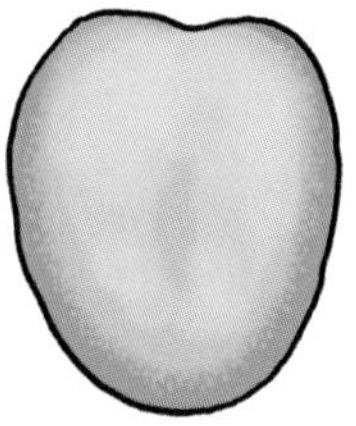

両側が赤い。中央に白、または黄色の舌苔《ゼッタイ》がうっすらある

体の状態

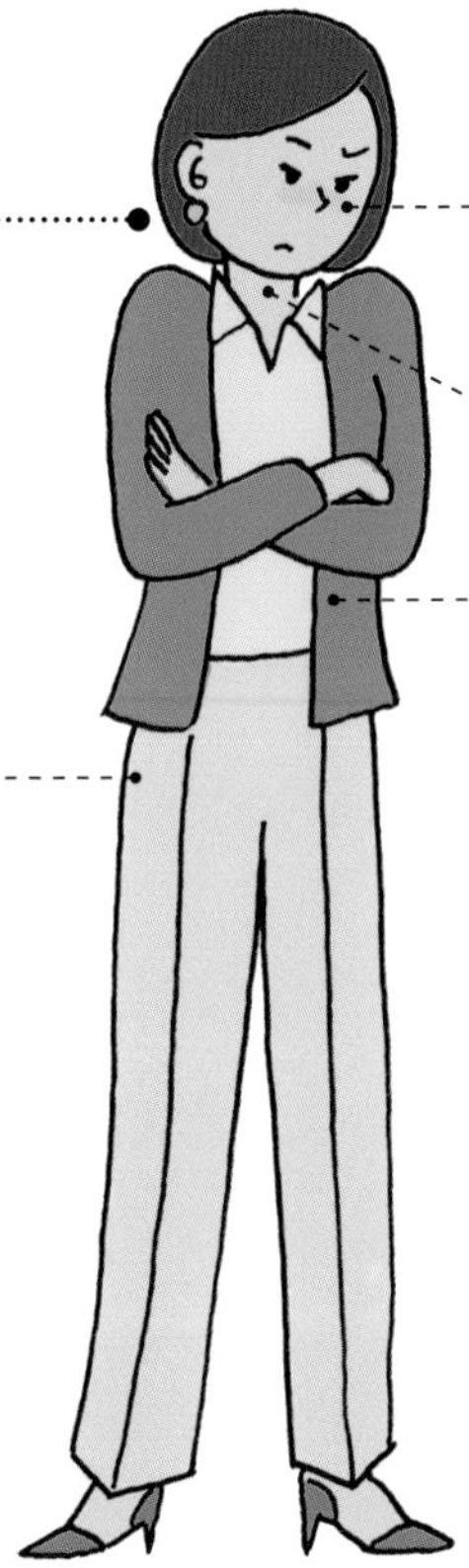

ストレスフルな生活がエネルギーを奪い、毒が溜まる

過度のストレスや緊張により、通常巡っているはずのエネルギーの流れが滞っている状態です。エネルギーの流れが滞ると、血や体液の巡りも悪くなります。そのため、血や水の滞りによって引き起こされる「血液ドロドロ毒」や「水ぶよぶよ毒」タイプを兼ねている可能性も。

また、エネルギーが一カ所に滞ると熱を持ち、その熱が頭に上昇して、顔のほてりや目の充血、自律神経トラブルなどに繋がります。

毒を溜めないポイント

□食べ方

量を減らさず、品目数を増やす

毒を溜める原因となる〝ストレス〟をコントロールするため、カルシウムなどのミネラル類を摂りましょう。

ストレスで暴飲暴食をするのは避けて、さまざまな食材をバランスよく食べることが大切です。また、滞っているエネルギーの巡りをよくする香味野菜やハーブ類を、うまく料理に利用しましょう。

□生活習慣

ストレスを溜めない工夫をしよう

ストレス毒タイプには、不規則な生活が大敵。睡眠は十分にとりましょう。また、ストレスを溜めないよう、趣味や好きなことに集中して適度にリフレッシュを。

リラックス効果の高い柑橘類の皮を、寝室に置いたり、お風呂に浮かべてゆったり過ごすのもおすすめ。

このタイプに効果的な 毒出し食材はコレ！

食材

セロリ

香り成分がイライラを解消

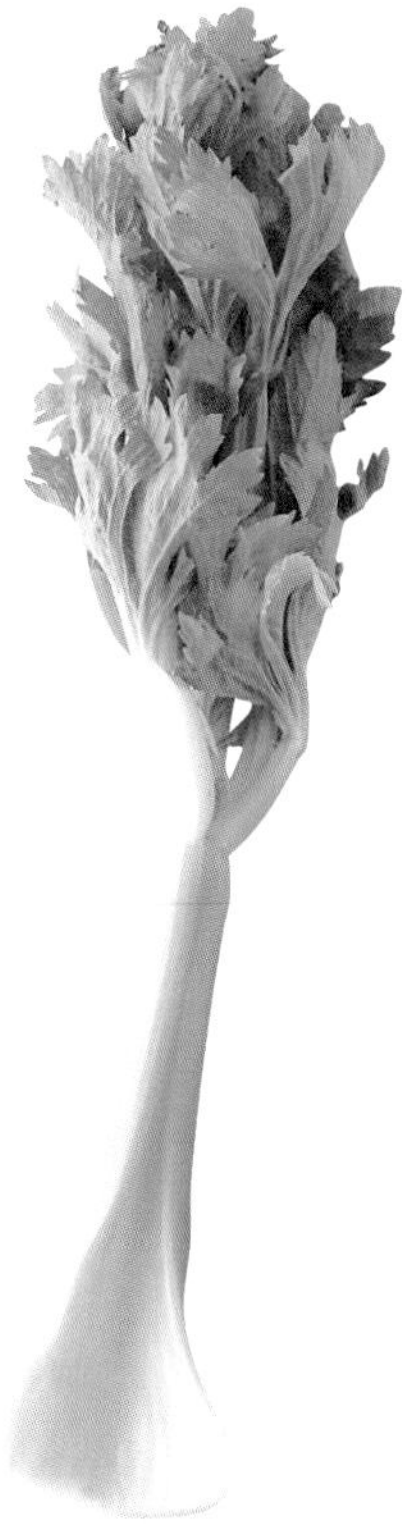

セロリは、エネルギーの巡りをよくして解毒を促してくれる食材です。余分な水分を取り除き、尿を出やすくするので、デトックス効果も期待できます。また、目のトラブルやめまい、のぼせ、イライラ、頭痛などの改善を促進してくれる面も。

効果アップの組み合わせ食材

- **ニラ**
- **タマネギ**
- **ミツバ**

漢方食材

陳皮《チンピ》

エネルギー循環を促し、解毒をサポート

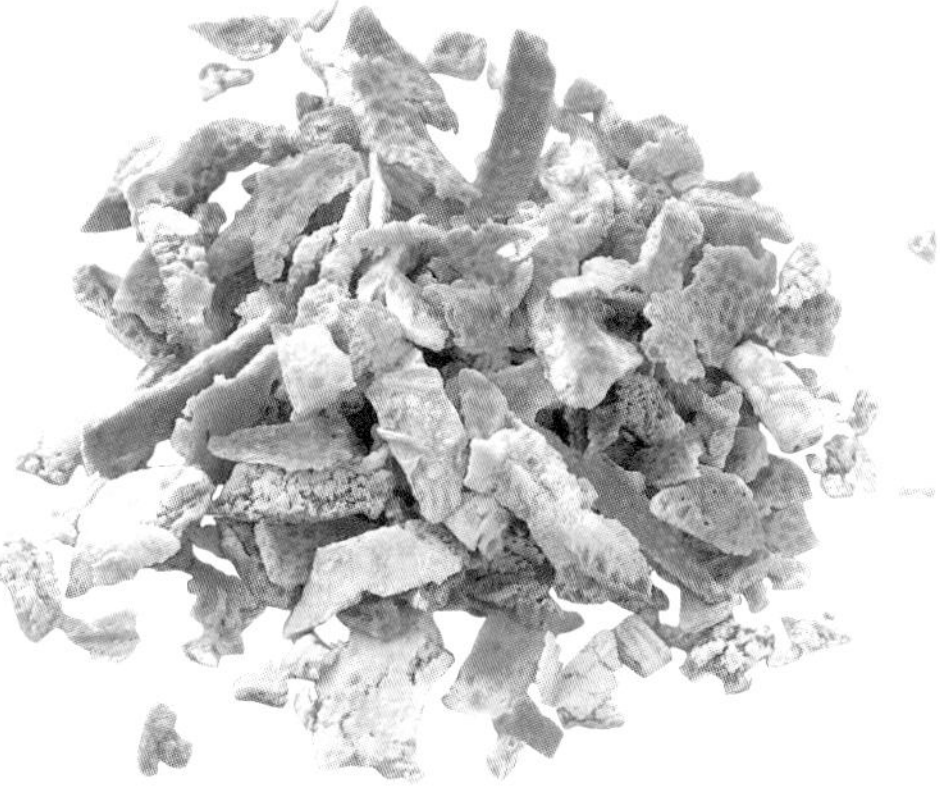

陳皮は、熟したみかんの皮を乾燥させたもの。エネルギーの巡りをよくするほか、香りで精神をリラックスさせて、毒出しを促進する効果があると言われています。

少量でも非常によい香りがするので、料理やお茶のほか、お風呂に入れて使用してもOK。胃の働きを活発にし、消化不良、食欲不振の改善を促し、咳《セキ》や痰《タン》などにも働きかけます。

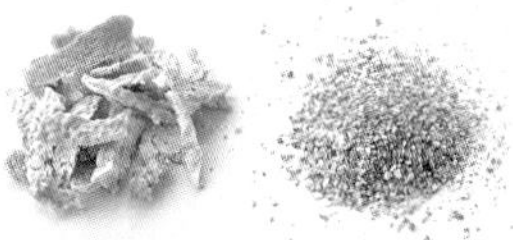

使い方のコツ

市販されている陳皮には、ポロポロとした固形タイプ(左)と粉状のタイプ（右）があります。スープなどに入れる場合は、固形タイプを。肉団子の中に入れるなど、スパイスのように使う場合は粉タイプを選んで

【セロリ】

セロリとソバの実のスープ

ともにエネルギーを巡らせて滞りを解消する、セロリ&ソバの組み合わせ。

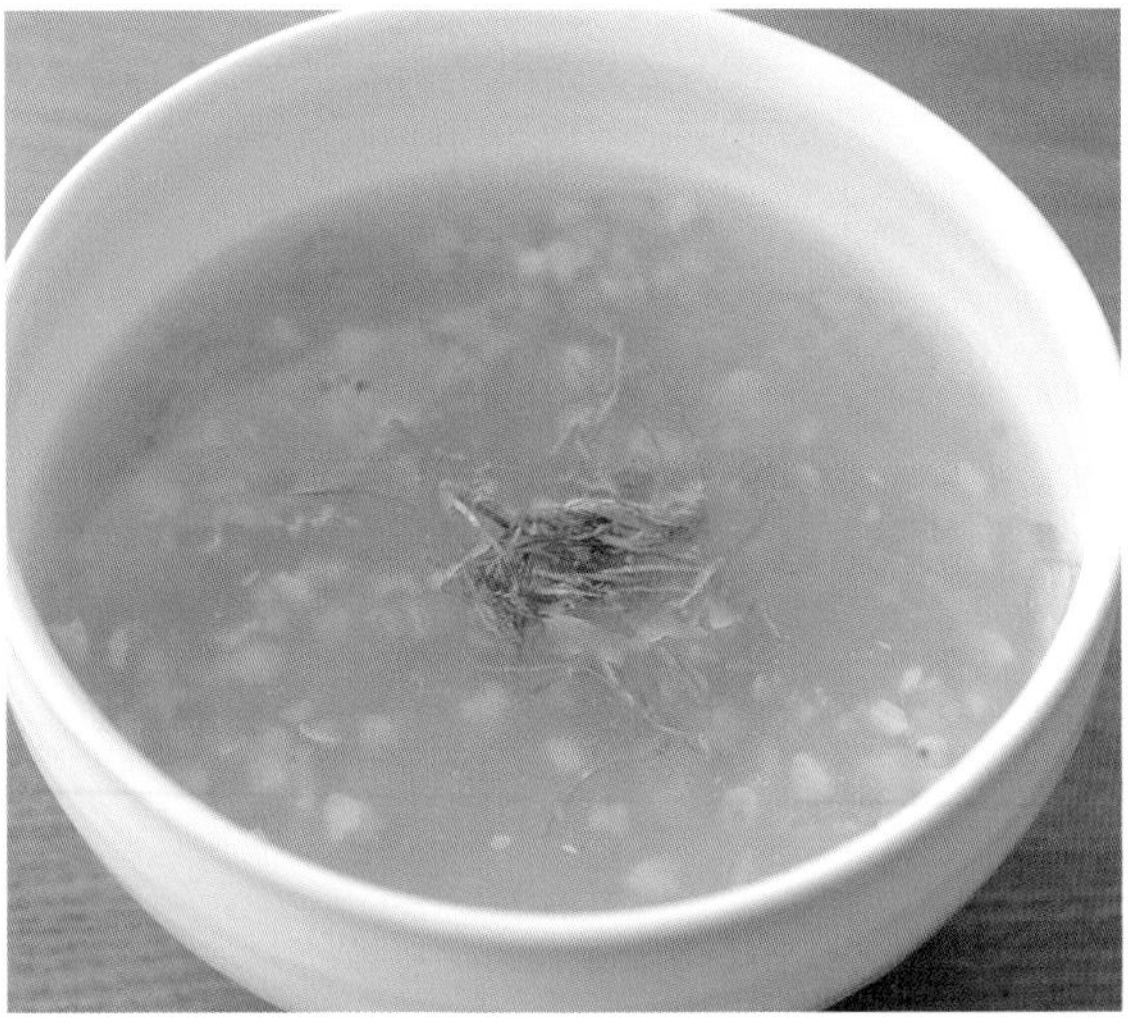

材料（2人分）
セロリ…1/2本
ソバの実（乾燥）…30g
チキンブイヨン…2カップ
塩…適量
こしょう…少々

つくり方

1 ソバの実は洗って、15分ほど水につけておく。セロリは葉と茎に分け、葉はせん切りにし、茎は斜め薄切りにする。

2 鍋にチキンブイヨン、セロリの茎、ソバの実、塩ひとつまみを入れて火にかける。煮立ったら弱火にして、15分ほど煮る。塩、こしょうで味をととのえ、仕上げにセロリの葉を入れる。

セロリとシソのワンタンスープ

エネルギーの巡りをよくするセロリに、同じ働きのシソをプラス。イライラを解消しながら毒出しを促す。

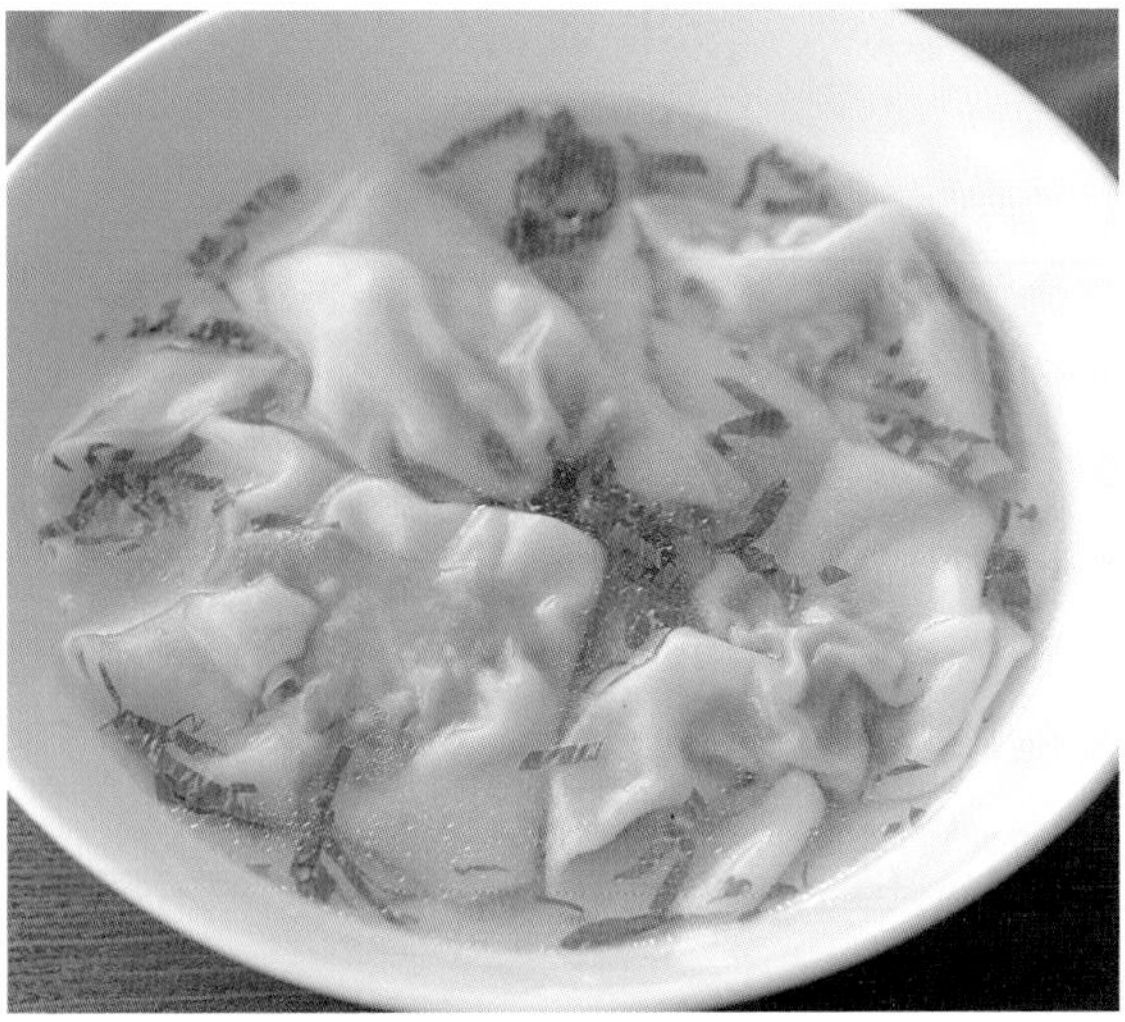

材料（2人分）
セロリ…50g
青ジソ…10枚
豚ひき肉…50g
ワンタンの皮…10枚
和風だし…2カップ
ナンプラー…小さじ1
ゴマ油…少々
塩…適量
こしょう…少々

つくり方

1 セロリは葉と茎に分け、葉はせん切りにし、茎は粗みじん切りにする。シソは葉先3cmを切って取り分け、残りは粗みじん切りにする。

2 豚ひき肉、セロリの茎、粗みじん切りのシソ、塩、こしょう、ゴマ油を混ぜ、10等分にする。

3 ワンタンの皮にシソの先の部分、**2**を順にのせて半分に折り、口をとじる。熱湯で3分ほどゆでる。

4 別の鍋に和風だしを温め、**3**を入れ、ナンプラー、塩、こしょうで味をととのえる。仕上げにセロリの葉を加える。

陳皮入り肉団子のスープ

エネルギーの巡りをよくする陳皮と便通をよくする豚肉が、毒出しを助ける。

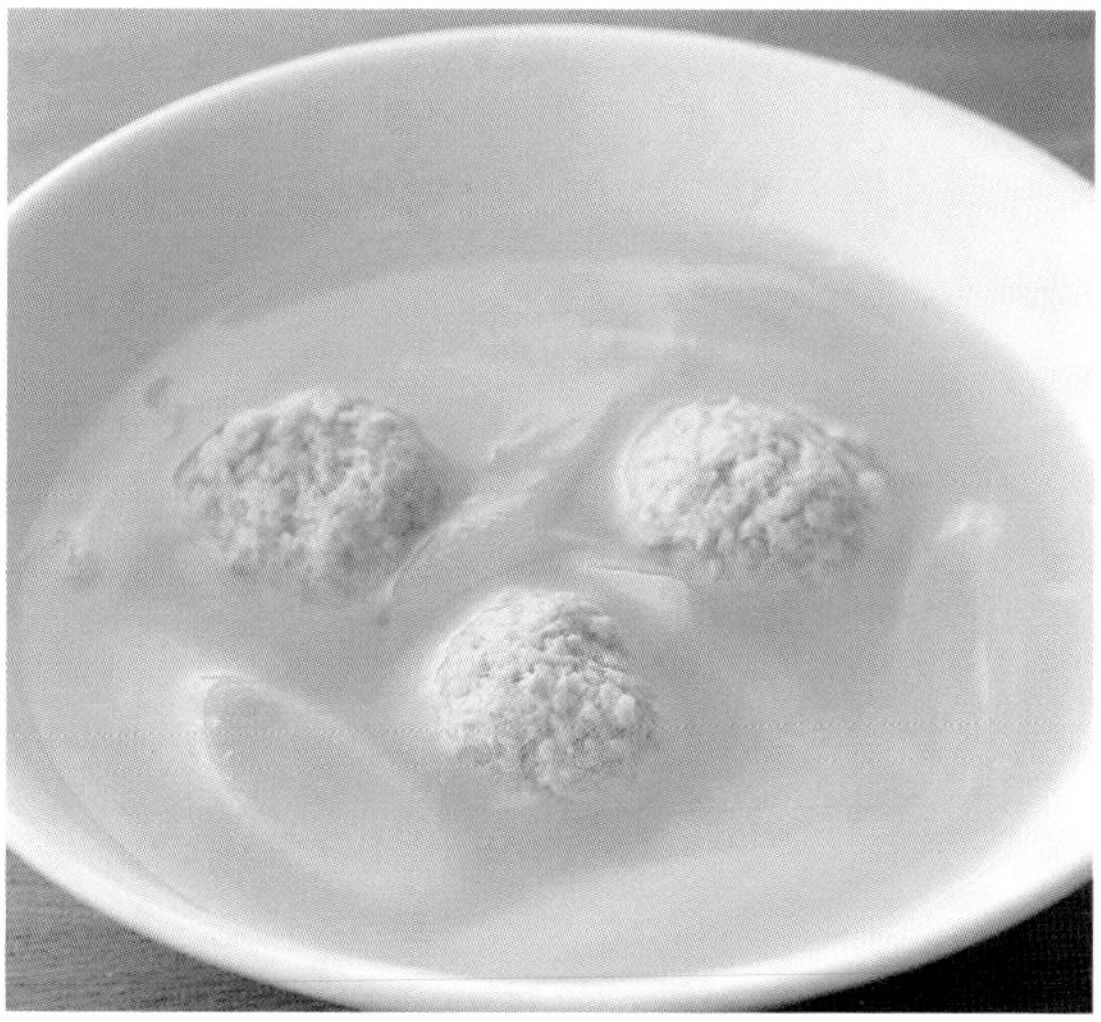

材料（2人分）

A
- **陳皮**（粉状のタイプ）…小さじ1
- 豚ひき肉…100g
- ショウガ…½かけ
- 長ネギ…5cm
- 塩、こしょう…各少々
- 片栗粉…小さじ½

長ネギ…½本
チキンブイヨン…2カップ
しょうゆ…小さじ½
塩…適量
こしょう…少々

つくり方

1 Aのショウガ、長ネギはみじん切りにする。スープの具の長ネギは斜め切りにする。

2 Aの材料をすべてをボウルに入れ、よく混ぜて丸め、団子にする。

3 鍋にチキンブイヨンを入れて火にかけ、煮立ったら**2**の団子を落とし入れる。斜め切りの長ネギも加え、弱めの中火で約10分煮る。しょうゆ、塩、こしょうで味をととのえる。

陳皮入り水キムチ

利尿作用の高い大根やキュウリ、白菜を、発汗を促す水キムチに。

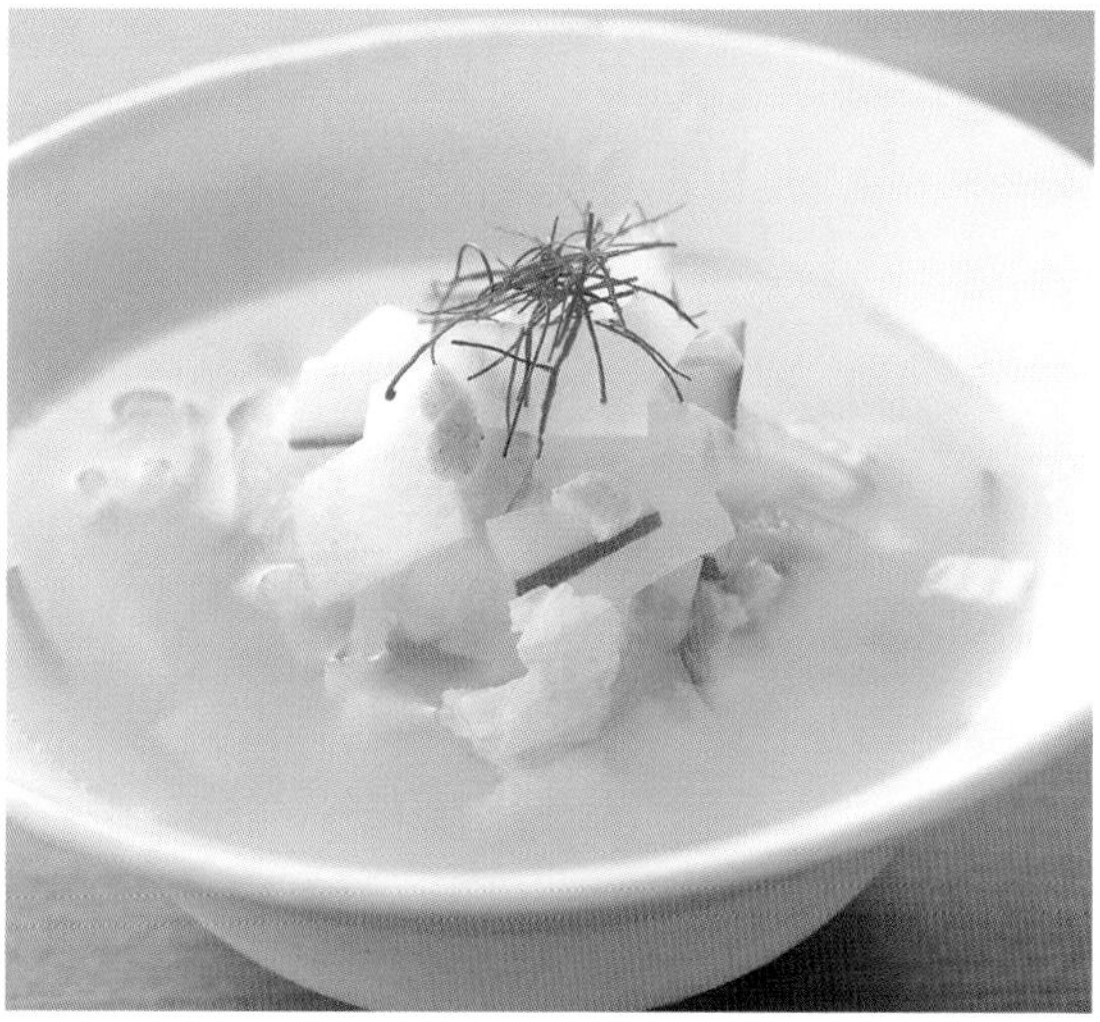

材料（2人分）

陳皮（固形タイプ）…2g

A
- 小麦粉…大さじ½
- 水…大さじ1

塩…大さじ⅔
ニンニクの絞り汁…小さじ½
※ニンニクをすりおろして汁を絞る
糸唐辛子…少々
大根…1cm（40g）
キュウリ…⅕本（20g）
白菜…⅓枚（30g）
ショウガ…½かけ
熱湯…500ml

つくり方

1 大根、キュウリ、白菜は5㎜厚さの、小さめのざく切りにする。ショウガは1㎝長さのせん切りにする。

2 保存容器に陳皮、大根、キュウリ、白菜、ショウガを入れる。

3 ボウルに熱湯を入れて塩を溶かし、Aを合わせたものを茶こしでこしながら加える。人肌くらいの温度に冷まし、ニンニクの絞り汁、糸唐辛子を加える。

4 **3**を**2**に注ぎ入れ、数時間そのままおいて発酵を促す（夏場で5時間、冬場でひと晩ほど）。冷蔵庫に入れて保存し、好みの酸味になったらいただく。

※2～3日目が食べ頃。発酵が進むので、1週間以内に食べきる

栄養不足毒

舌の状態

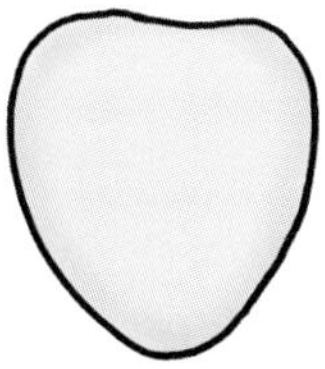

ほかの体質に比べて小さい。色は淡く、舌の苔はうっすらある程度

体の状態

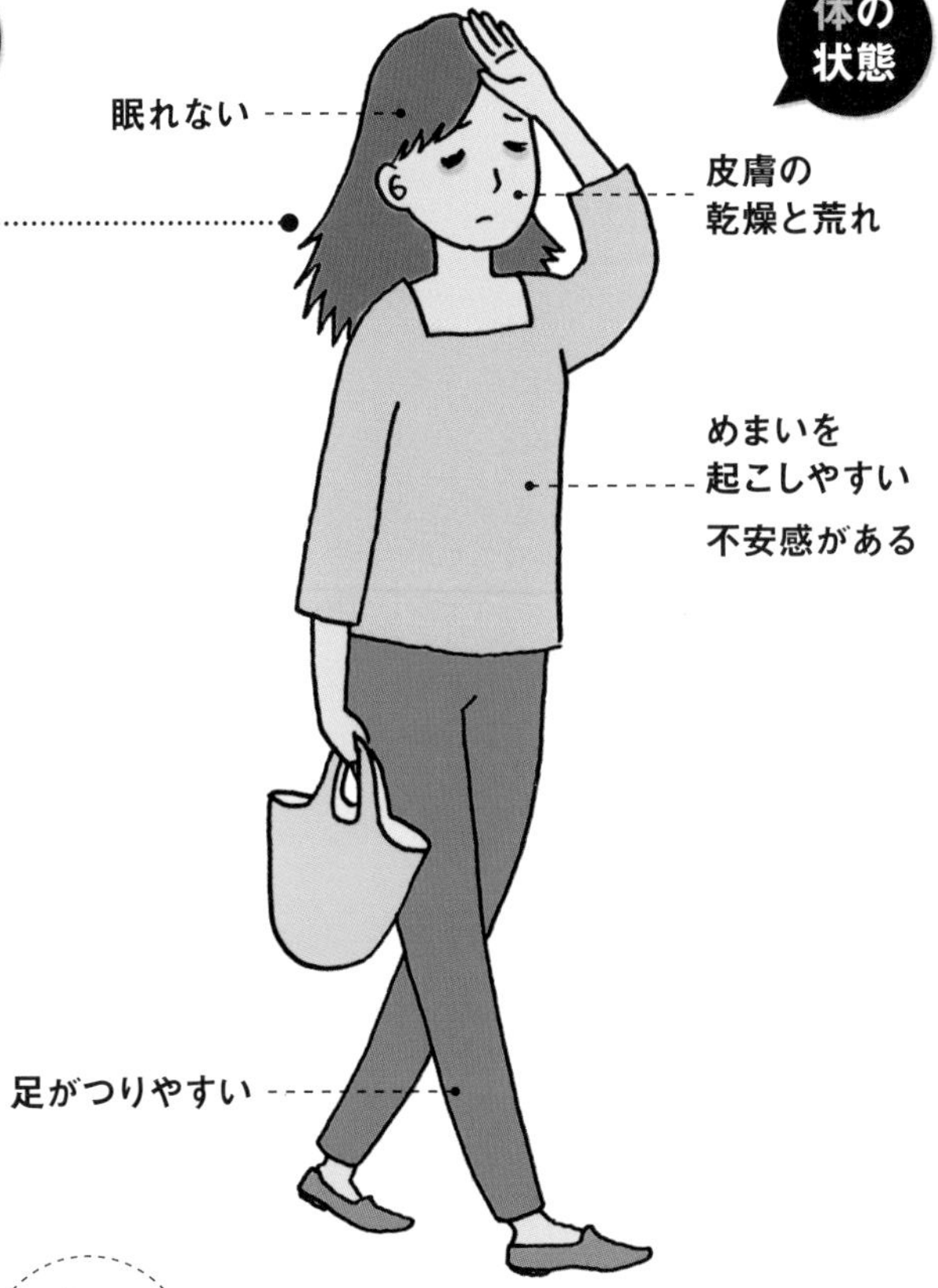

栄養不足によりエネルギーや血の量が少ないため、毒が蔓延

そもそも栄養自体が足りていないこのタイプは、エネルギーも不足しがち。そのため血の量が少なく、流れも悪いので毒素が溜まります。貧血気味で顔色が優れず、髪や肌のツヤもなくなり、皮膚も乾燥しやすい状態です。

脳に十分な栄養が届かないと、精神活動にも影響を及ぼし、動悸や不眠といった問題が出ることもあります。

毒を溜めないポイント

□食べ方

肉類とドライフルーツ、ナッツ類で血液を補充

週に1、2回は、血をつくるために肉類を食べて。ドライフルーツやナッツ類もおすすめです。

黒豆などの黒い食材、トマトなどの赤い食材も積極的に摂りましょう。

また、体を潤すために「甘味」と「酸味」の食材を一緒に取り入れましょう。

□生活習慣

不規則な生活はNG! 睡眠はたっぷりとって

栄養や血は睡眠中につくられます。夜更かしや夜遅くまでの仕事はなるべくせずに、十分な睡眠をとりましょう。無理なダイエット、朝食抜き、偏食や少食、目や脳の使いすぎは避けて。

また、熱いお風呂や長風呂は立ちくらみの原因になるので注意が必要です。簡単な体操やストレッチがおすすめ。

このタイプに効果的な　毒出し食材はコレ！

食材

ニンジン

血を補うために赤い食材を摂取

血を補う作用で、毒出しの力を高めてくれるニンジン。消化吸収機能もアップさせるので、食欲不振、下痢、便秘などにも有効です。

また、血やエネルギーの巡りがよくなることで、目の渇きやかすみ、視力低下などの改善も促進してくれます。

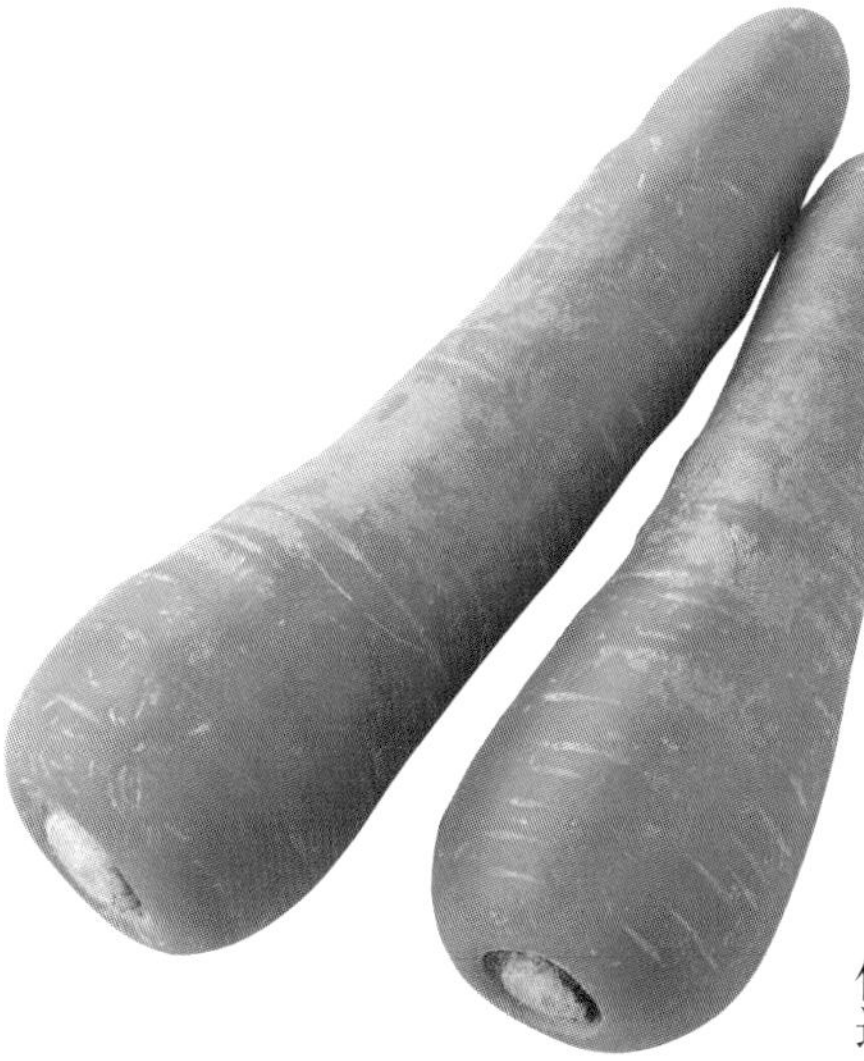

効果アップの組み合わせ食材

ホウレンソウ
ひじき
キャベツ

漢方食材

ナツメ（大棗・棗）

血&エネルギーをダブル補充

他の漢方食材と組み合わせて使われることが多いナツメ。血とエネルギーの両方を補いながら、両方の巡りもよくするという、相乗効果で毒出しを促す優秀な食材です。

精神安定、不眠、イライラ解消の効果があるとも言われています。消化吸収機能の働きもよくするので、栄養不良、疲れ、食欲不振の改善にも。

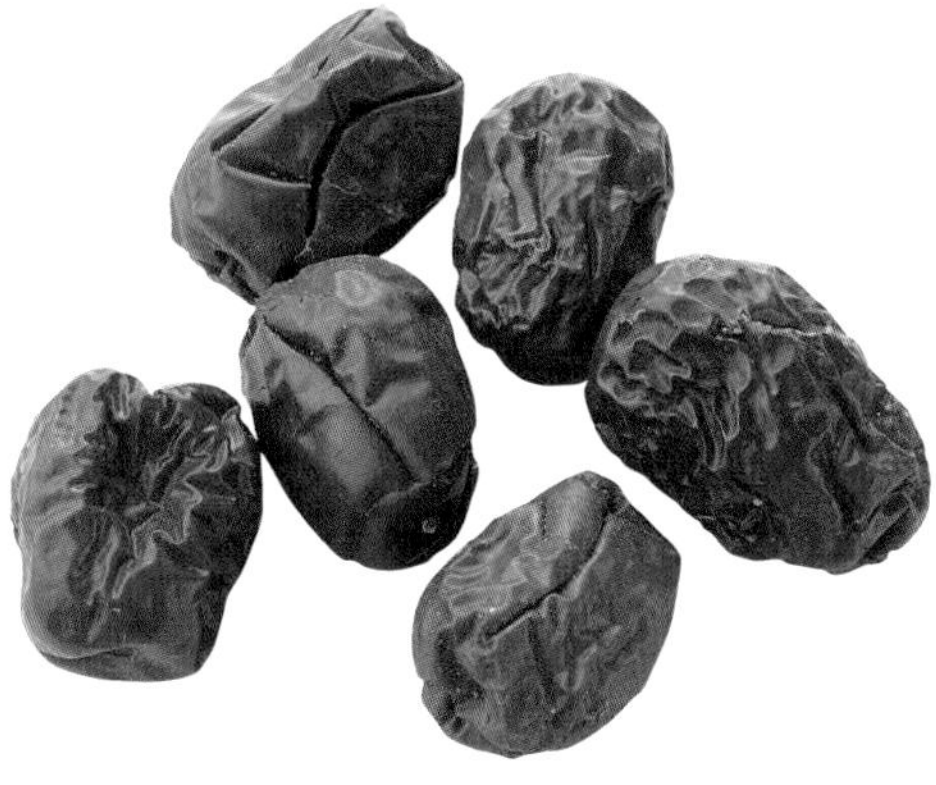

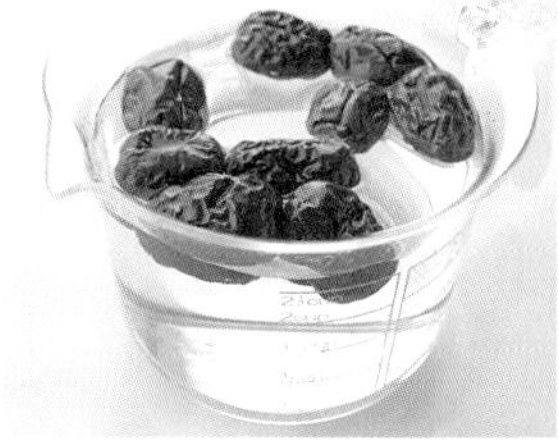

使い方のコツ

ナツメは使う前、半日程度水につけます。水にエキスが染み出ますから、料理には汁ごと使って

【ニンジン】

ニンジンとリンゴ、干しブドウのスープ

栄養不足で老廃物を出す力がないときに、血を補うニンジンや干しブドウが効果を発揮。

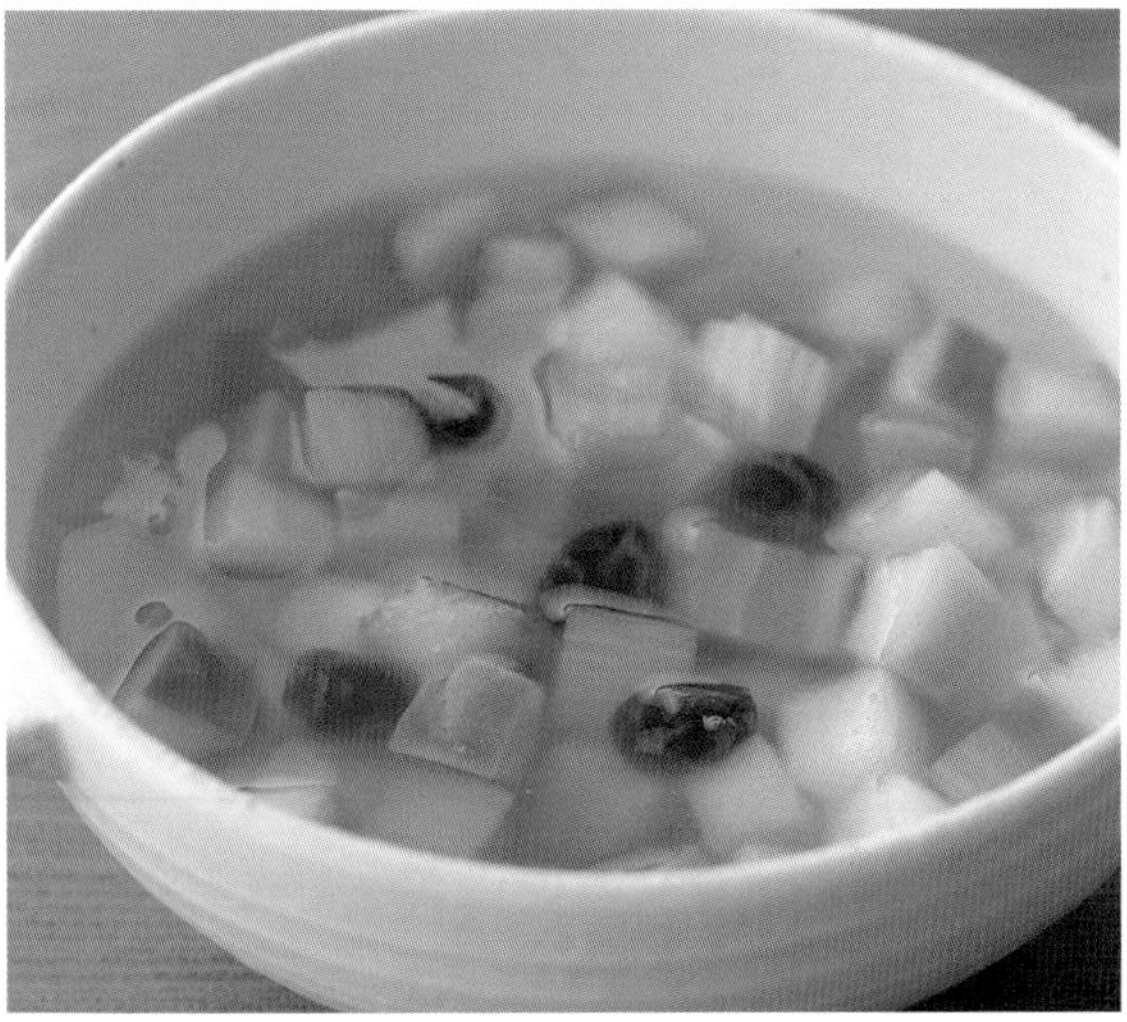

材料（2人分）
ニンジン…½本
タマネギ…¼個
リンゴ…¼個
干しブドウ…10粒
野菜ブイヨン…2カップ
※なければ、チキンブイヨンかコンソメスープでも可
塩…少々

つくり方

1 ニンジン、タマネギ、リンゴは1㎝の角切りにする。

2 鍋に野菜ブイヨン、ニンジン、タマネギを入れて火にかけ、煮立ったらリンゴを加えて弱火にし、フタをして10分ほど煮る。

3 野菜がやわらかくなったら、干しブドウを入れてひと煮立ちさせ、塩で味をととのえる。

ニンジンとイカ団子のスープ

イカ・ニンジン・ゴマの3つが血を補い、ニンニクとチンゲンサイが血を巡らせる。

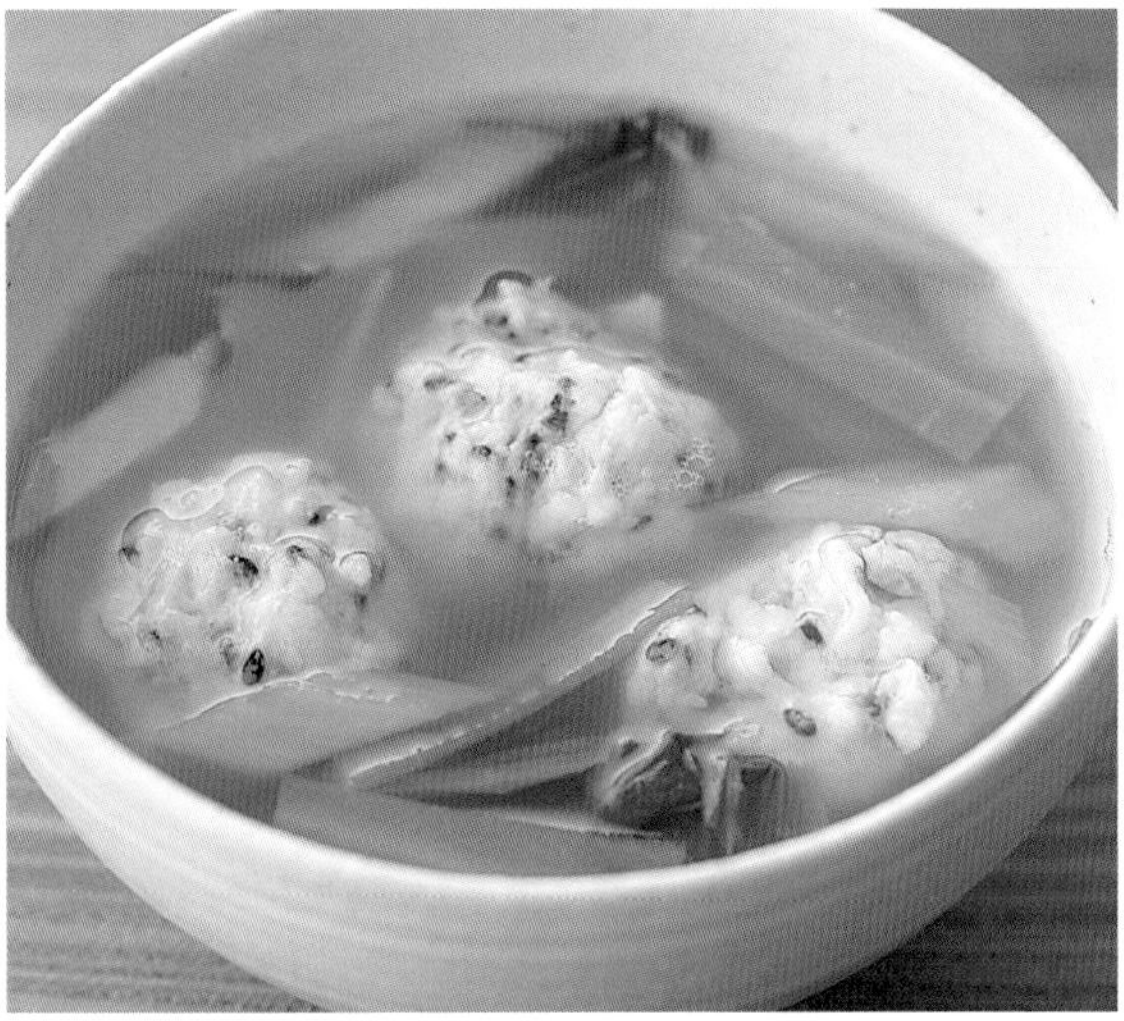

材料（2人分）
ニンジン…¼本
チンゲンサイ…1株
イカ（皮をむいたもの）
…150g
酒…大さじ1
ショウガ…1かけ
黒いりゴマ…小さじ2
おろしニンニク…小さじ¼
片栗粉…小さじ2
和風だし…2カップ
しょうゆ…少々
塩…適量
こしょう…少々

つくり方

1 ニンジンは薄めの短冊切りにし、チンゲンサイは食べやすく切る。ショウガはみじん切りに、イカはざく切りにする。

2 イカと酒をフードプロセッサーに入れ、なめらかになるまで攪拌《カクハン》する。

3 ボウルに2、ショウガ、おろしニンニク、黒いりゴマ、片栗粉を入れて混ぜ、6等分の団子にする。

4 鍋に和風だし、ニンジンを入れて火にかけ、煮立ったら3の団子を落とし入れる。弱火にして5分煮て、イカ団子に弾力が出て中まで火が通ったら、チンゲンサイを加えてひと煮立ちさせ、しょうゆ、塩、こしょうで味をととのえる。

【ナツメ】

ナツメ入り甘酒

栄養価の高い甘酒に、エネルギーや血を補うナツメを合わせ、毒出しを促す。

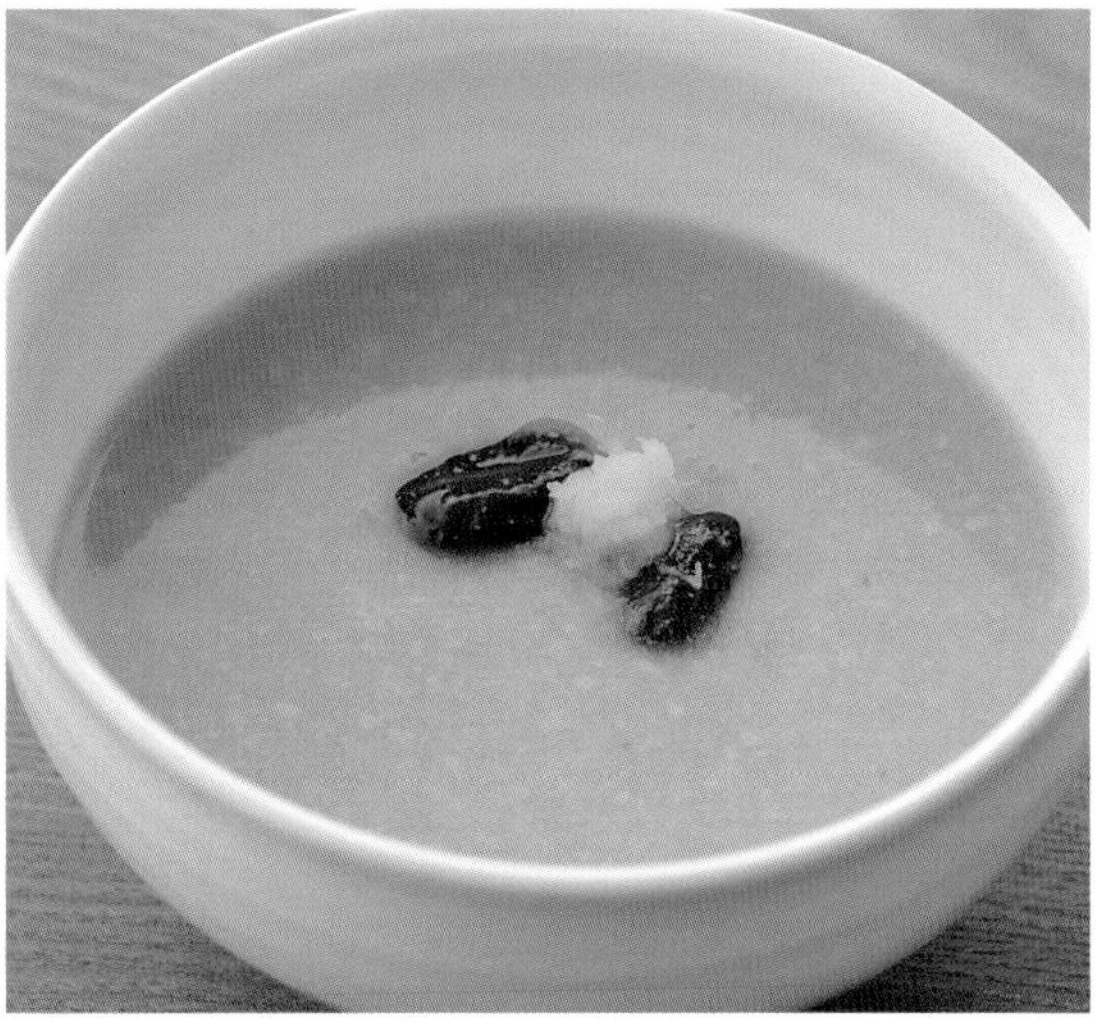

材料（2人分）
ナツメ…6個
水…500ml
甘酒…1カップ
おろしショウガ…小さじ½

つくり方

1 ナツメは3時間以上水につけ、戻しておく。

2 **1**を戻し汁ごと鍋に入れて火にかけ、⅔量まで煮詰める。甘酒を加えて温め、器に盛り、おろしショウガをのせる。

ナツメと黒ゴマのおしるこ

エネルギーや血の不足による疲れにいいナツメと、血を補う黒ゴマをスイーツに。

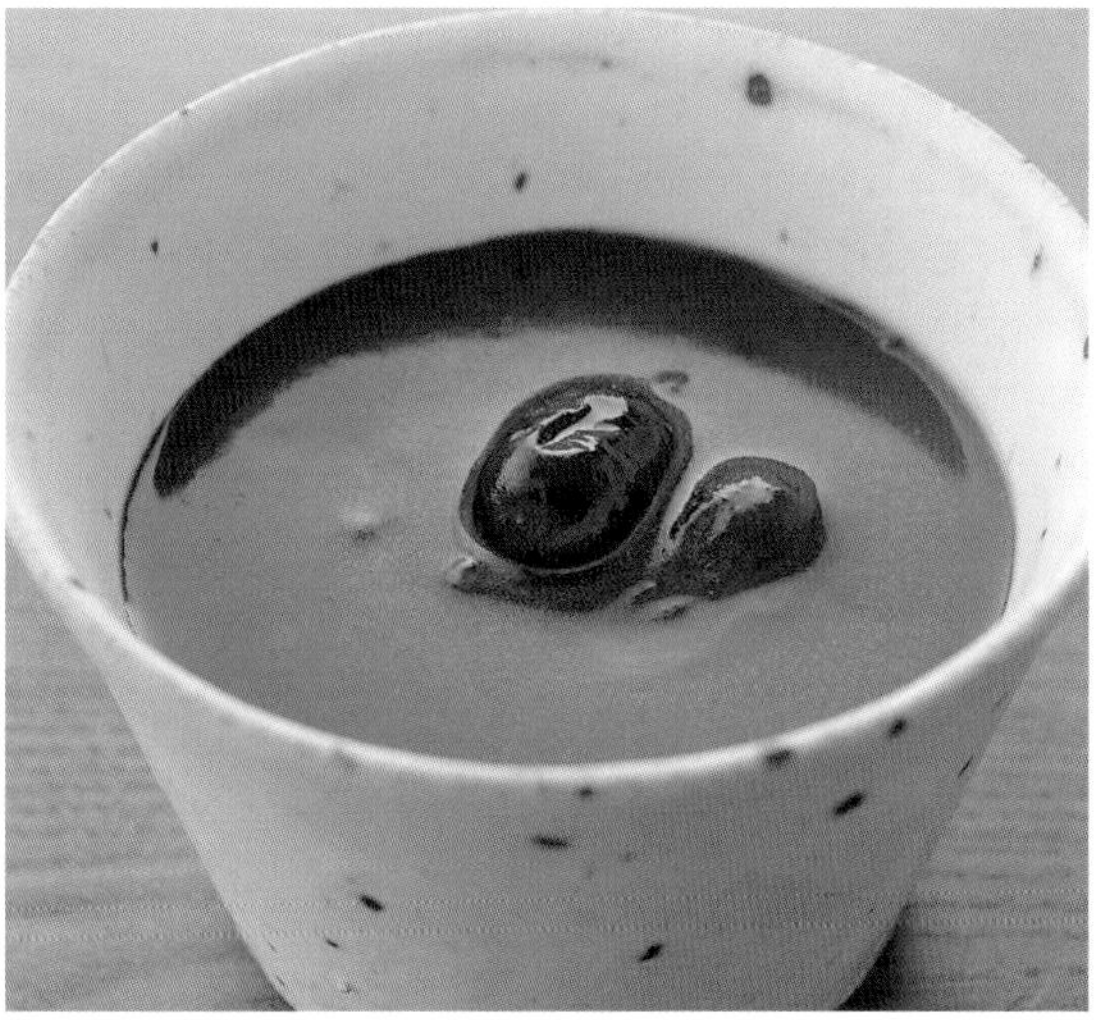

材料（2人分）
ナツメ…6個
水…500ml
上新粉…大さじ1
黒ゴマクリーム（加糖タイプ）
…200g
塩…少々

つくり方

1 ナツメは3時間以上水につけ、戻しておく。

2 **1**を戻し汁ごと鍋に入れて火にかけて、⅔量まで煮詰め、ナツメを一度取り出す。

3 別の鍋に上新粉を入れ、**2**の汁を少しずつ加え、ダマにならないようにその都度よく混ぜる。中火にかけ、黒ゴマクリームを加えてとろみがつくまで混ぜる。塩ひとつまみを加え混ぜ、仕上げにナツメを戻し入れて器に盛る。

血液ドロドロ毒

舌の状態

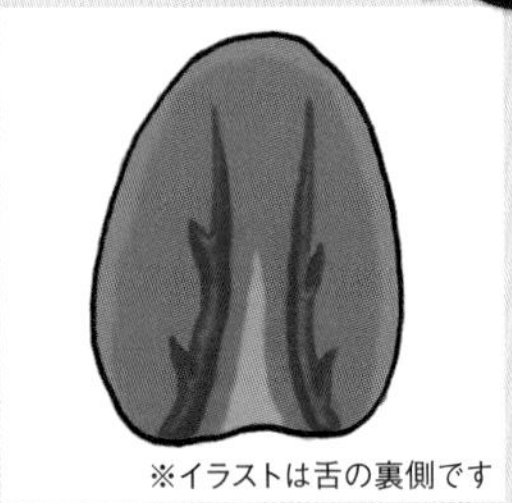

暗く紫っぽい。黒いシミのような斑点があることも。舌裏の静脈が紫色に膨れている

体の状態

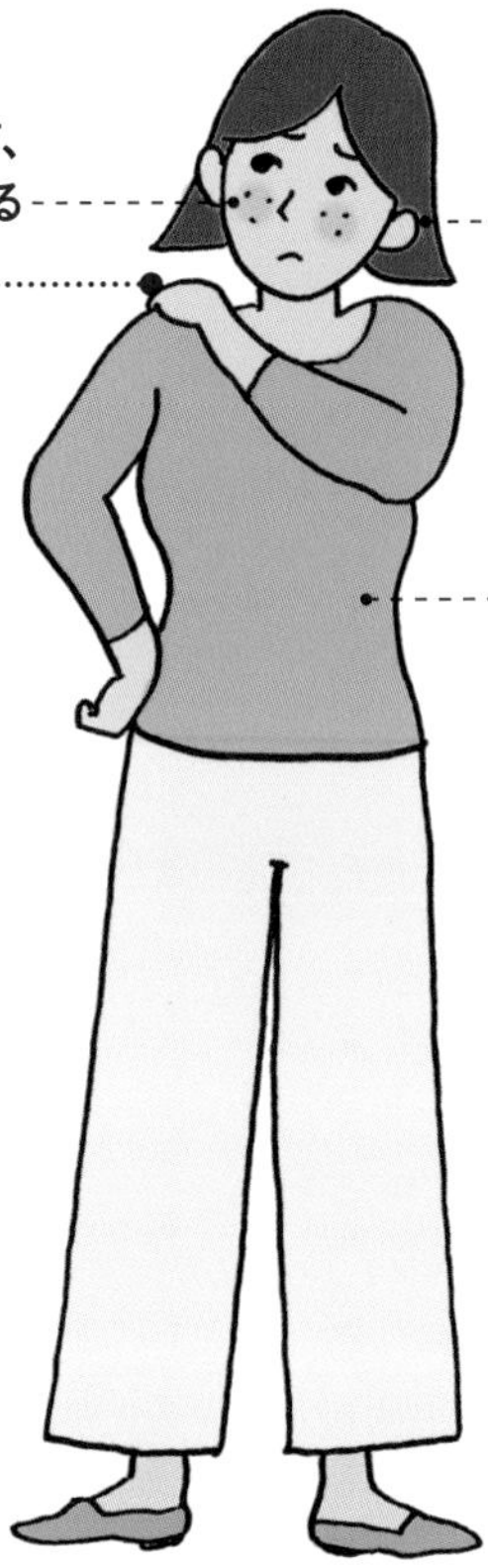

血が滞り、体のあちこちに毒素が溜まる

血の流れが悪く、体内のさまざまな箇所で毒が詰まっている状態。このタイプによく見られる症状は、ニキビなどの肌トラブル、肩こり、頭痛などです。冷えやストレスを伴うと、さらに巡りが悪くなります。

特に、お腹周りに毒が溜まりやすくなり、お腹がぽっこりしがちです。生理痛や更年期障害など、婦人科系のトラブルもよく見られます。

毒を溜めないポイント

□ 食べ方

体を温め、滞った血液循環を改善

ショウガ、ニンニク、ラッキョウなどの体を温める「辛味野菜」や酢には血の巡りをよくする効果が。積極的に料理に取り入れましょう。

また、油っこいものは控え、血液をサラサラにする効果を持つタマネギなど、野菜中心の食事を心掛けて。

□ 生活習慣

体を動かして、血の巡りを促進

冷えはこのタイプの大敵です。冷房は控えめにし、特に下半身を冷やさないようにしましょう。

体を温め、血行をよくするために、シャワーよりも湯船につかって。血が滞るので、長時間の同じ姿勢は避け、軽いストレッチや散歩を心掛けましょう。

このタイプに効果的な　毒出し食材はコレ！

食材
黒キクラゲ

血液を浄化し、老廃物を排出！

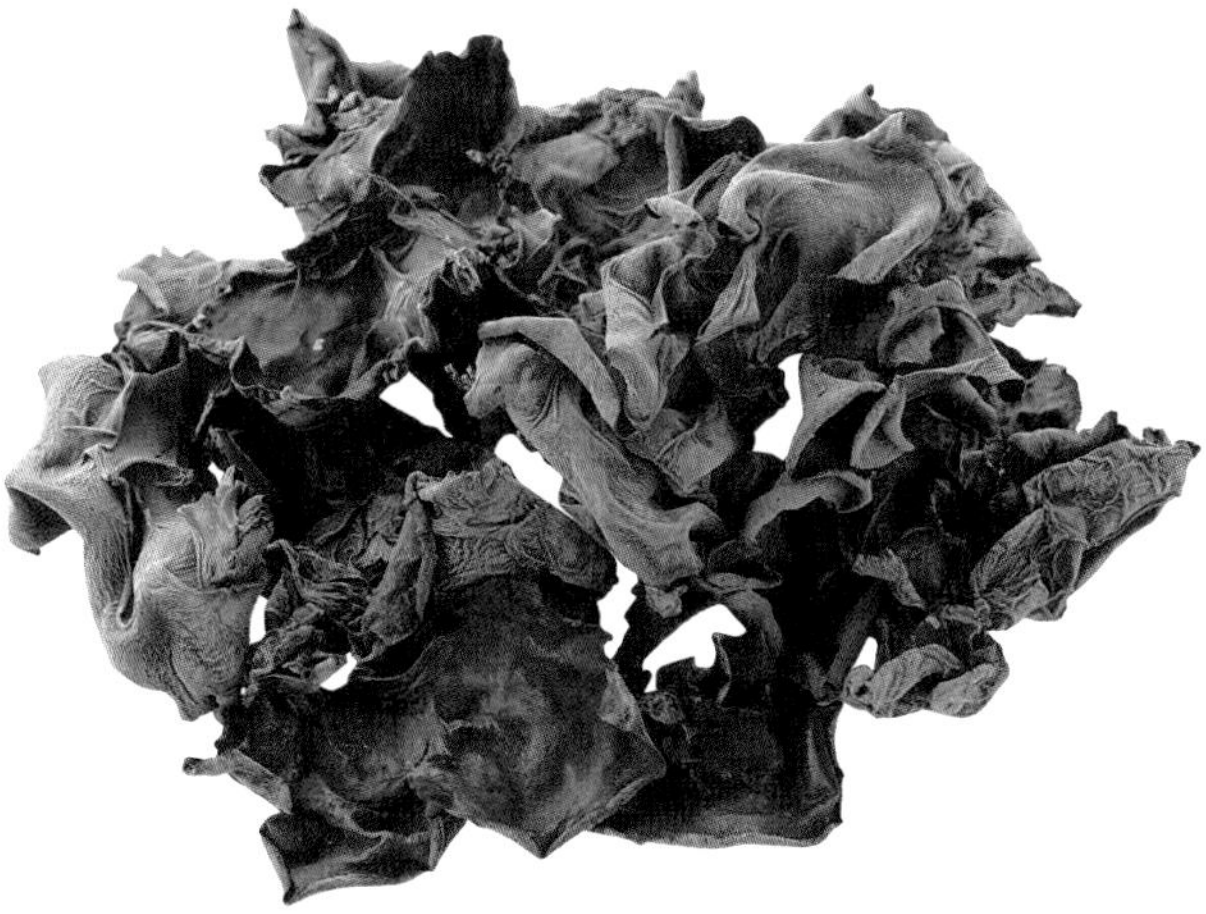

黒キクラゲにはエネルギーを生産し、代謝を助けるミネラル分が多く、生よりも乾燥させたものに多く含まれています。また、カルシウムの含有量はキノコ類の中でもトップクラス。〝にかわ質〟という、血液を浄化させる成分も含まれています。エネルギーと血を補うことで、毒素を体外に出し、疲れや、顔色の悪さも改善されます。肺を潤し、空咳《カラセキ》、口の渇き、乾燥肌にも働きかけます。

効果アップの組み合わせ食材

小松菜
黒豆
金針菜

漢方食材
紅花《ベニバナ》

濁った血をきれいに浄化

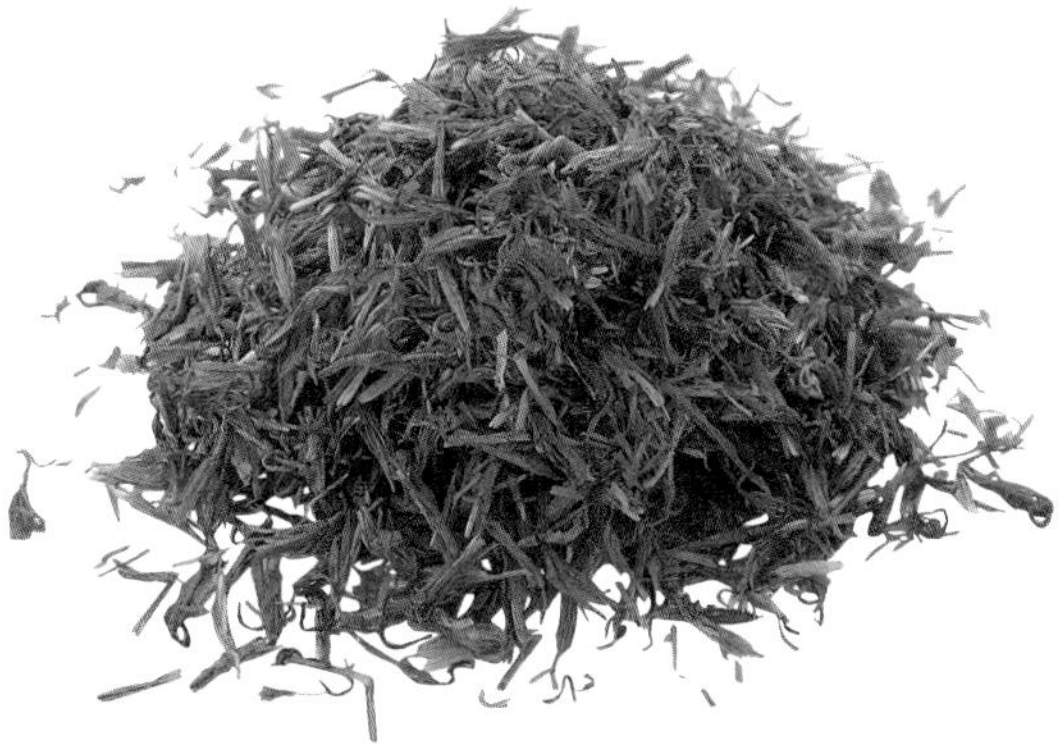

紅花は「血の循環をよくして、古い血を溶かす」と言われ、外傷や婦人病などの治療によく使われる漢方食材。滞った血をきれいに流して体を温め、毒素の排出を促してくれます。

また、種子からとれる紅花油は、コレステロールを排出して、動脈硬化や高血圧の予防に役立つリノール酸が多いことでも有名です。妊娠中の人は避けてください。

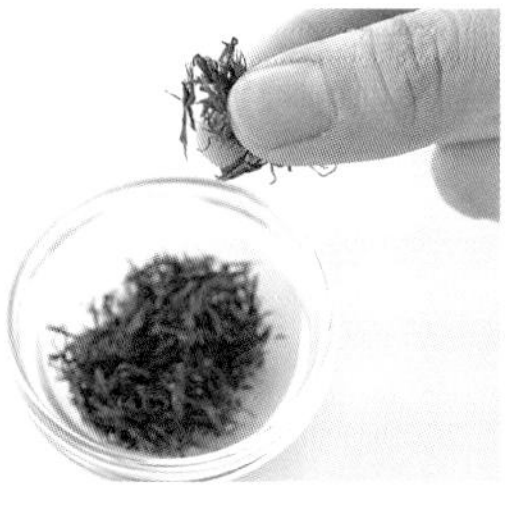

使い方のコツ

紅花は香りが強いため、使いすぎに注意。料理に加える際にはふたつまみ程度をトッピングして

【黒キクラゲ】

キクラゲの黒酢スープ

血の巡りをよくするキクラゲに、同じ効果を持つ黒酢を合わせ、相乗効果で毒出しを。

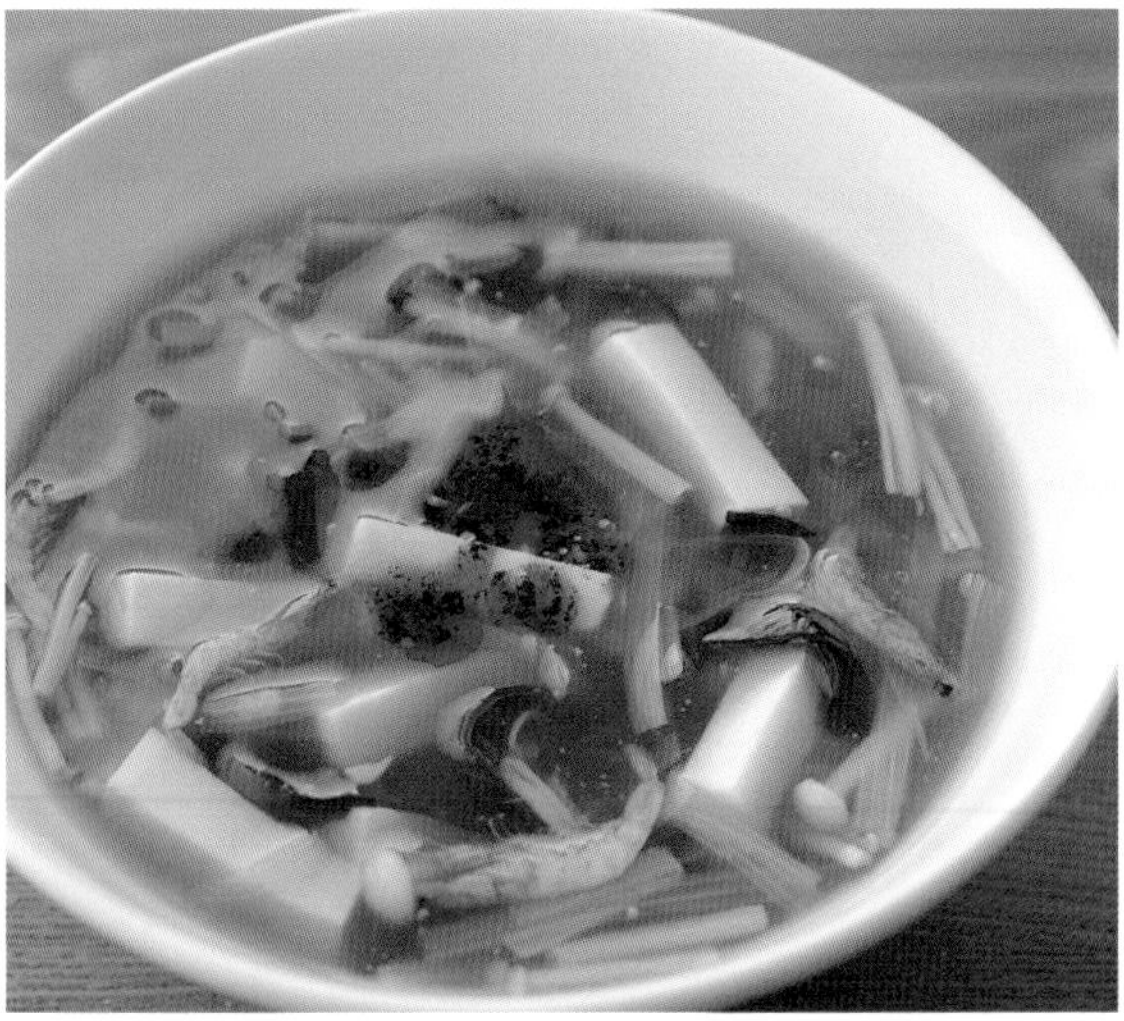

材料（2人分）
黒キクラゲ(乾燥)…3g
エノキダケ…¼袋(25g)
長ネギ…½本
絹ごし豆腐…¼丁(80g)
桜エビ…3g
チキンブイヨン…2カップ
黒酢…小さじ1
しょうゆ…小さじ½
塩…適量
こしょう…少々
水溶き片栗粉
[片栗粉、水…各小さじ2]
ラー油…少々

つくり方

1 黒キクラゲは水で戻し、細切りにする。エノキダケは石づきを除いて半分の長さに切り、長ネギも同じ長さの細切りにする。絹ごし豆腐も同じ長さの細切りにする。

2 鍋にチキンブイヨンと桜エビを入れて火にかけ、煮立ったらキクラゲ、エノキ、長ネギを加えて中火で8分ほど煮る。

3 豆腐を加えてひと煮立ちさせたら、黒酢、しょうゆ、塩、こしょうで味をととのえ、水溶き片栗粉でとろみをつける。ラー油をたらしていただく。

キクラゲとチンゲンサイのトマたまスープ

どちらも血の巡りを促す、キクラゲとチンゲンサイのコンビ。

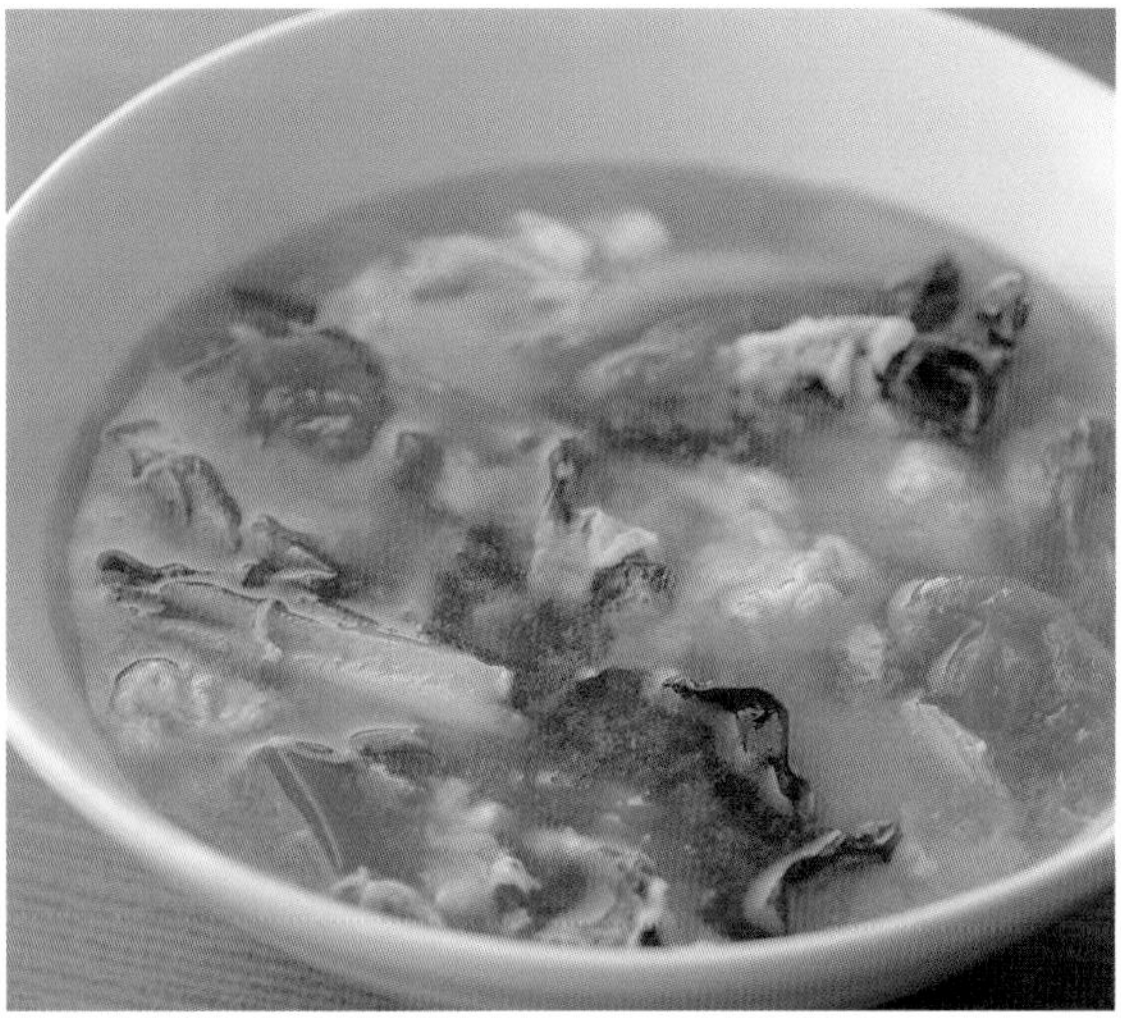

材料（2人分）
黒キクラゲ(乾燥)…3g
トマト…1個
チンゲンサイ…1株
卵…1個
ニンニク…1かけ
チキンブイヨン…2カップ
しょうゆ…小さじ½
塩…適量
こしょう…少々
サラダ油…小さじ1

つくり方

1 キクラゲは水で戻し、食べやすい大きさに切る。トマトはひと口大、チンゲンサイはざく切り、ニンニクはせん切りにする。

2 鍋にサラダ油とニンニクを入れて弱火にかけ、香りが立ったらトマトを入れてさっと炒める。チキンブイヨン、キクラゲを入れて中火で5分ほど煮る。

3 しょうゆ、塩、こしょうで味をととのえ、チンゲンサイを入れてひと煮立ちさせたら、溶き卵を回し入れる。

【紅花】

カキとカブのミルク煮　紅花添え

血液不足による血の滞りにおすすめの、毒出し効果抜群のメニュー。

材料（2人分）
カキ…6個
カブ…1個
タマネギ…$\frac{1}{3}$個(80g)
小麦粉…小さじ2
バター…10g
牛乳…300ml
塩…小さじ$\frac{1}{4}$
こしょう…少々
紅花…ひとつまみ

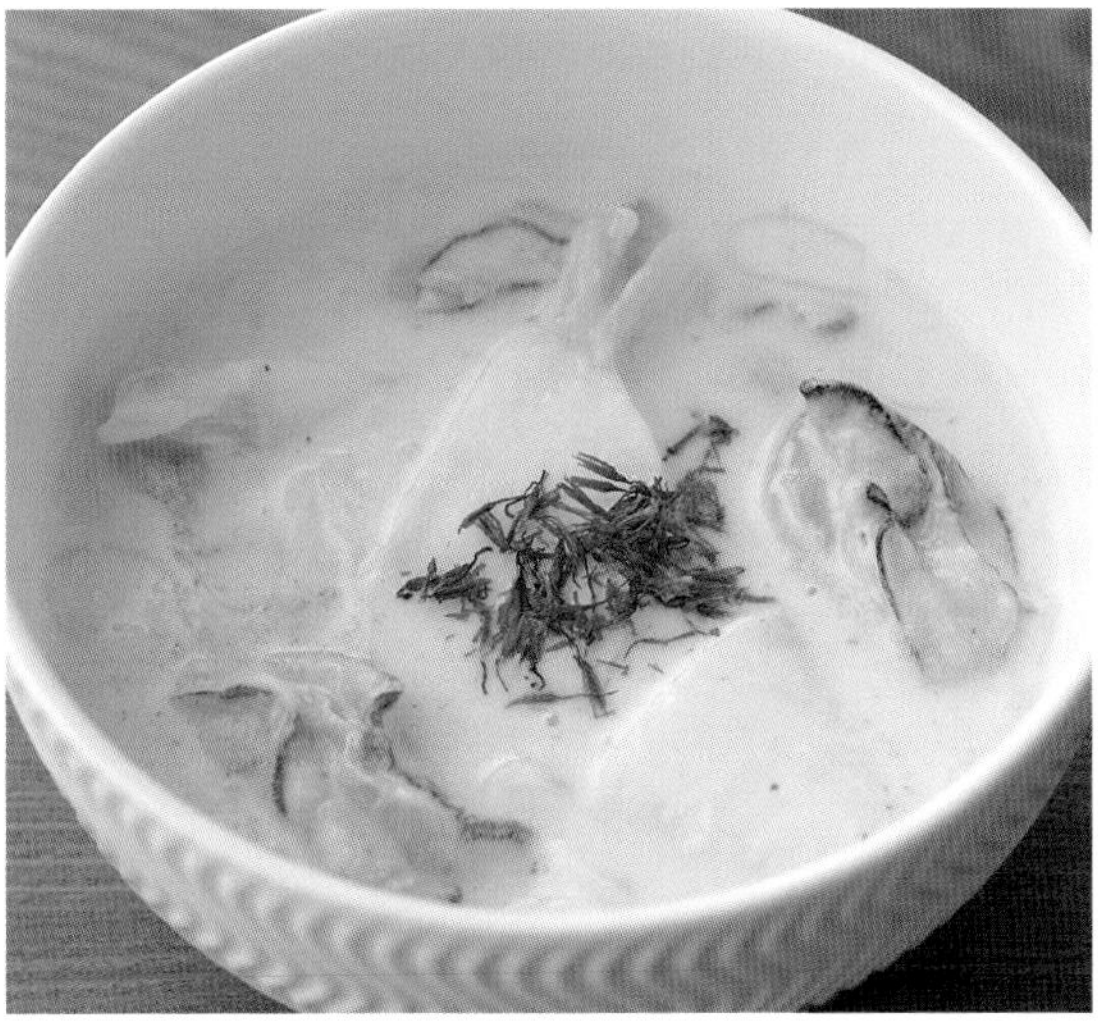

つくり方

1 カキは塩水でふり洗いし、水気をふく。カブは皮をむいて6つ割りにし、タマネギは薄切りにする。

2 鍋にバターを溶かして焦げないようにタマネギを炒め、しんなりしたら小麦粉を加えてなじませる。牛乳、カブを加え、弱火で8分煮る。

3 カキを加えて3分ほど煮て、塩、こしょうで味をととのえる。器に盛り、紅花をのせる。

紅花とナスのスープ

体の余分な熱を冷ますことで血の巡りをよくするナスに、血行を促す紅花を添えて。

材料（2人分）
ナス…2本
チキンブイヨン…2カップ
塩…適量
こしょう…少々
紅花…ひとつまみ

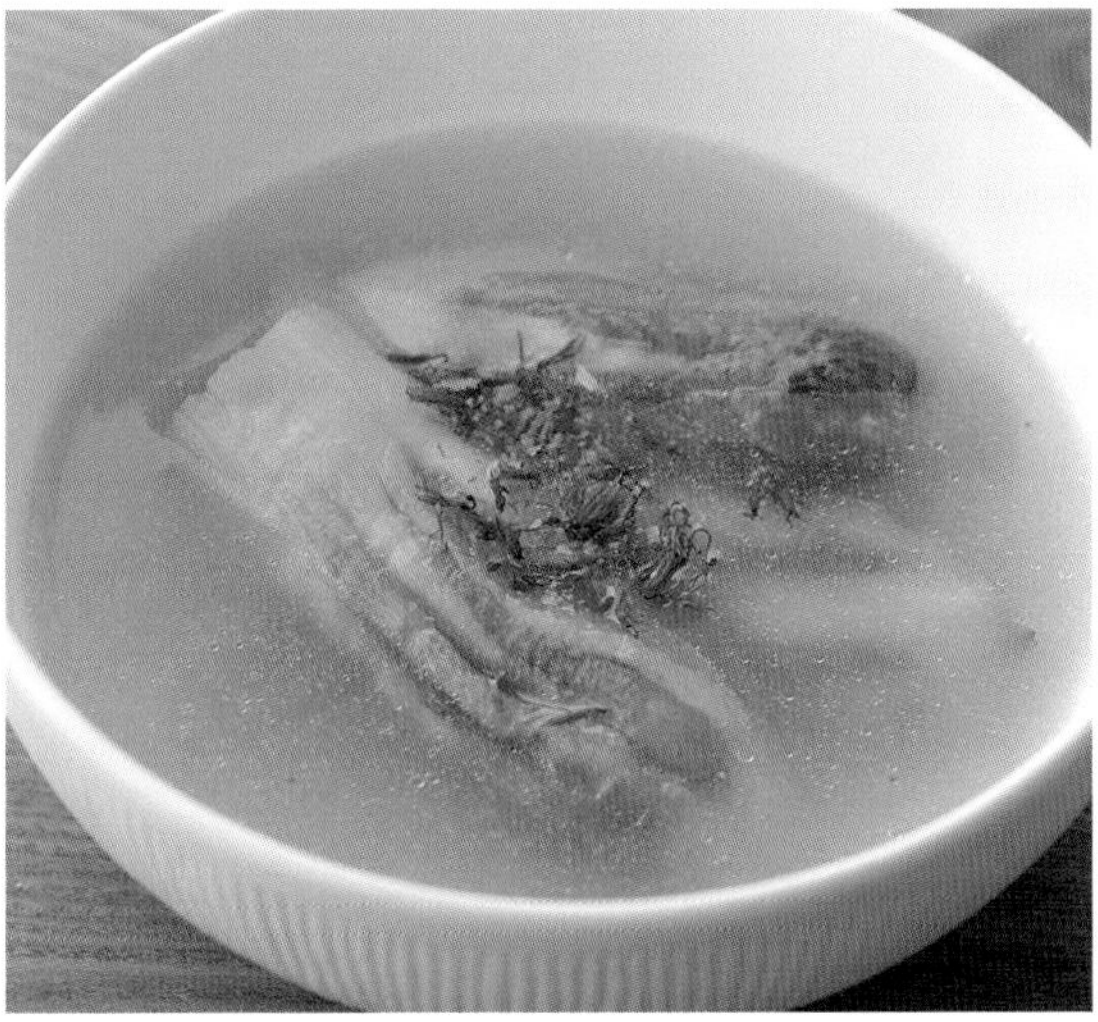

つくり方

1 ナスは魚焼きグリルなどで皮を焦がして皮をむき、食べやすい大きさに裂く。

2 鍋にチキンブイヨンを入れて火にかけ、煮立ったら**1**を加えて温める。塩、こしょうで味をととのえ、器に盛って紅花をのせる。

水ぶよぶよ毒

舌の状態

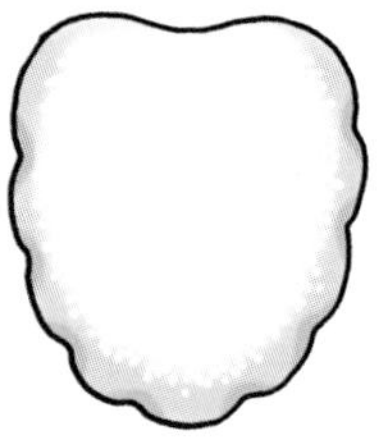

厚いベトベトした白色または黄色の舌苔《ゼッタイ》がある。大きく腫《ハ》れぼったい。舌の周辺に歯の跡がつくことも

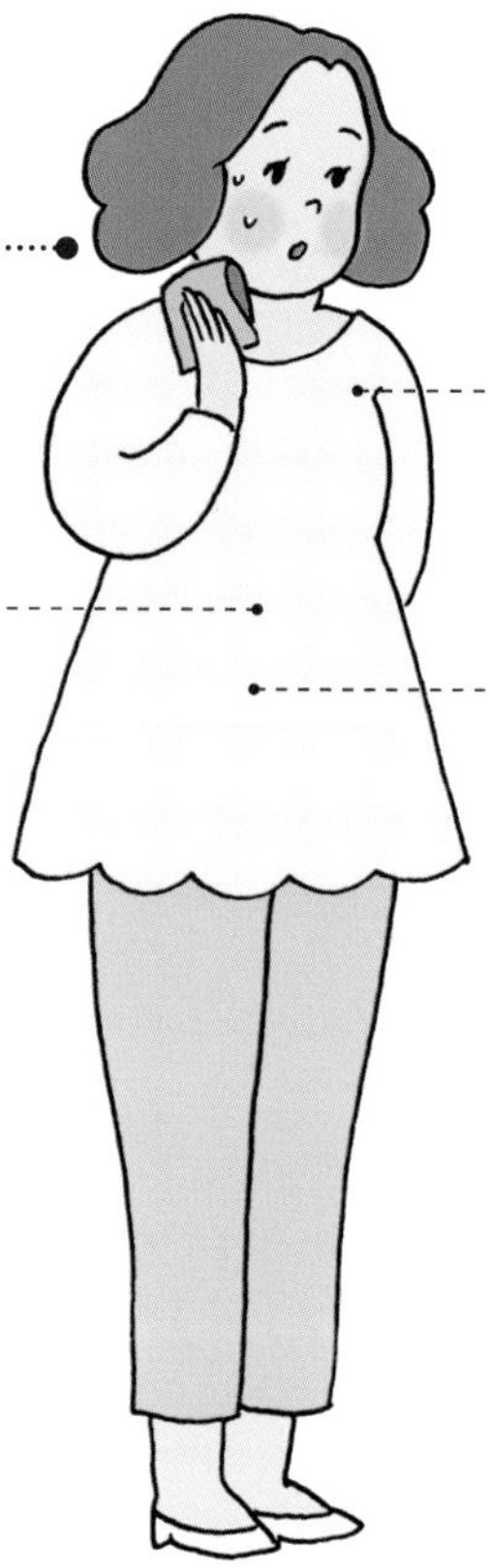

水の巡りが悪く、体内の水分が過剰に

水分代謝が悪くなり、水分調整がうまくいかず体内の水分が過剰の状態。特に下半身に毒が溜まりやすく、むくみやすいのが特徴です。そのため、冷えや関節痛、下痢などを起こしやすい体質でもあります。

湿気に弱いため梅雨時期には体調を崩しやすいので注意してください。冷たいものを食べすぎたり飲みすぎたりするのも、水分代謝を低下させる原因になるので気をつけましょう。

毒を溜めないポイント

□食べ方

とにかく水分の摂りすぎに注意

水を溜め込みやすく湿気に弱い体質なので、飲み物だけでなく果物やお酒も含めた水分の摂りすぎには注意が必要です。喉が渇いた時でも、なるべく温かいものを、ゆっくりと少しずつ飲むように心掛けましょう。

冷たい食べ物や生もの、刺激物もできるだけ避けた方がいいでしょう。

□生活習慣

体の冷えを取り、新陳代謝を活発に

水分代謝の妨げになるので、体が冷えないよう注意することが大切。特に冷えやすい腰周りや足などはしっかりとガードしましょう。

湿気に弱いので、日当たりのよい部屋を寝室にし、布団干しもこまめに行って。入浴やウォーキングで新陳代謝を上げる工夫も忘れずに。

食材 トウモロコシ

丸ごと食べて むくみを改善

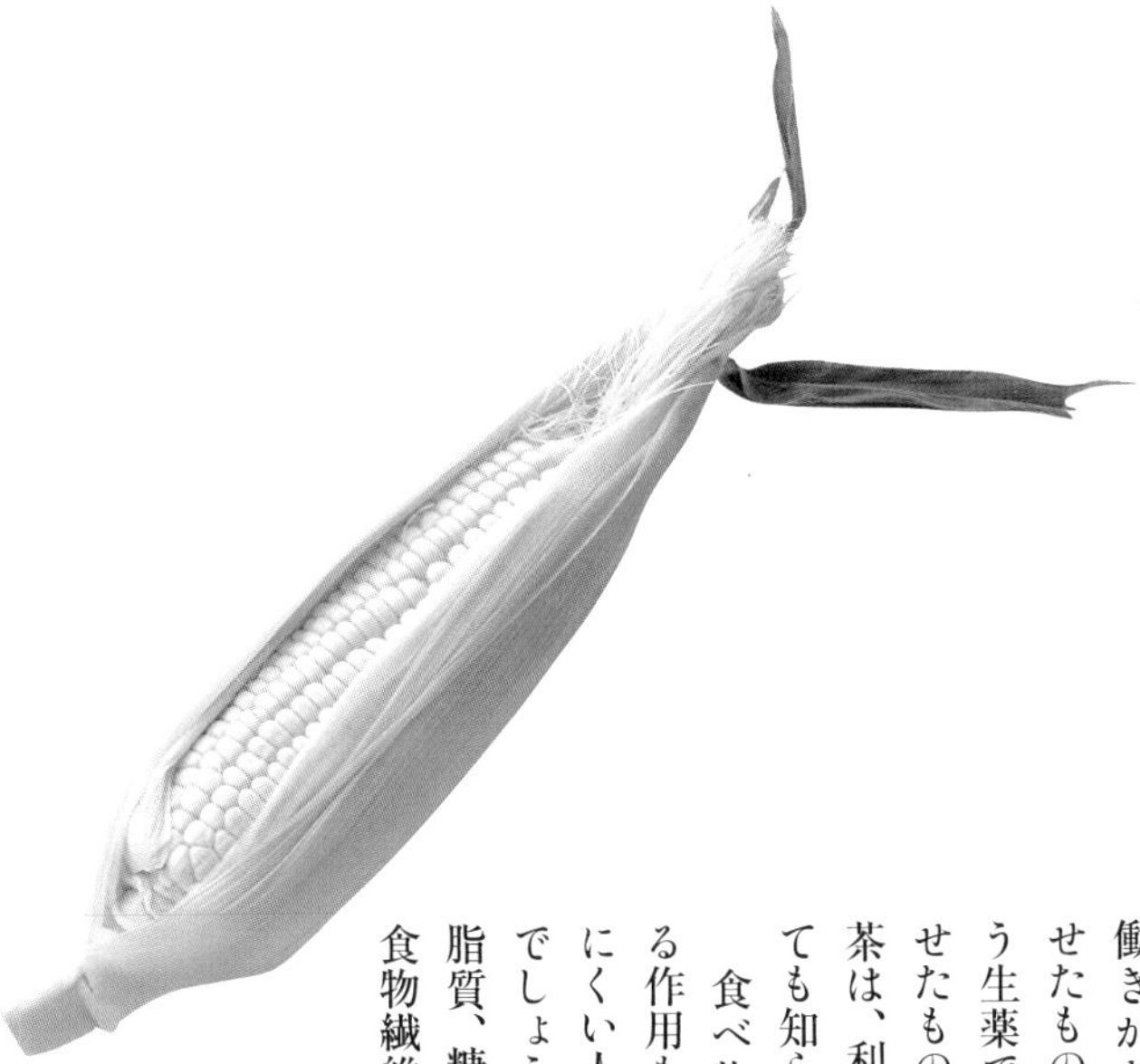

トウモロコシは体の熱を冷まし、余分な水分を体外へ出す働きがあります。毛を乾燥させたものは、「ナンバンゲ」という生薬です。また、実を乾燥させたものを煮出して飲むコーン茶は、利尿作用の高いお茶としても知られています。

食べ物の消化吸収力を高める作用もあるので、疲れが取れにくい人や腸が弱い人にもいいでしょう。また、タンパク質や脂質、糖質が玄米並みに多く、食物繊維も豊富です。

効果アップの組み合わせ食材

大根
キュウリ
小豆

漢方食材 ヨクイニン（薏苡仁）

高い利尿作用で、余分な水分を排出

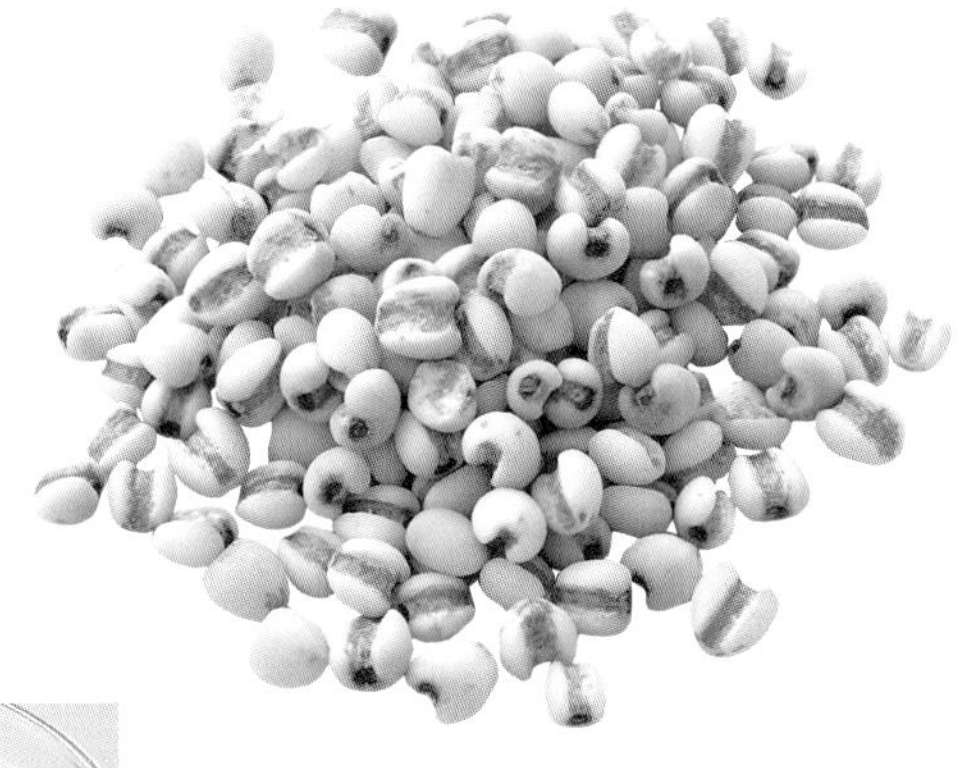

ヨクイニンとは、ハト麦の殻をむいたもののこと。高い利尿作用があるので、顔や手足のむくみ改善によく用いられます。体に熱が溜まることでできる〝吹き出物〟の改善も促すので、美容食としても人気。

皮膚、喉、呼吸器系の感染症にも使用されます。ビタミンB_1、B_2、カルシウム、鉄分を含み滋養強壮にも効果的。

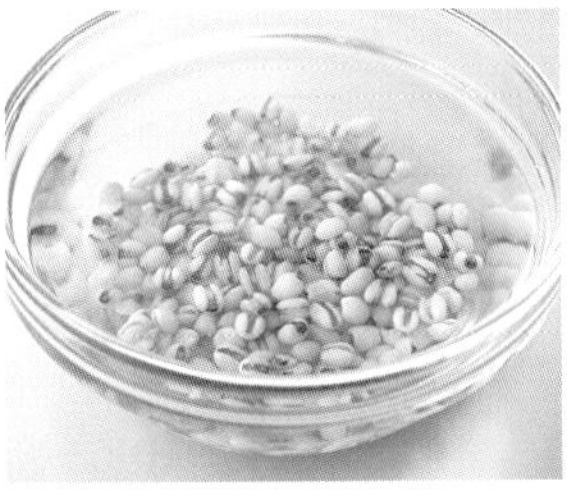

使い方のコツ

ヨクイニンは雑穀の一種なので、そのままでは固くて食べられません。半日程度浸水させてから使います

【トウモロコシ】

丸ごとトウモロコシのつぶつぶスープ

消化を助け、利尿作用も促すトウモロコシの芯やヒゲまで丸ごと使うメニュー。

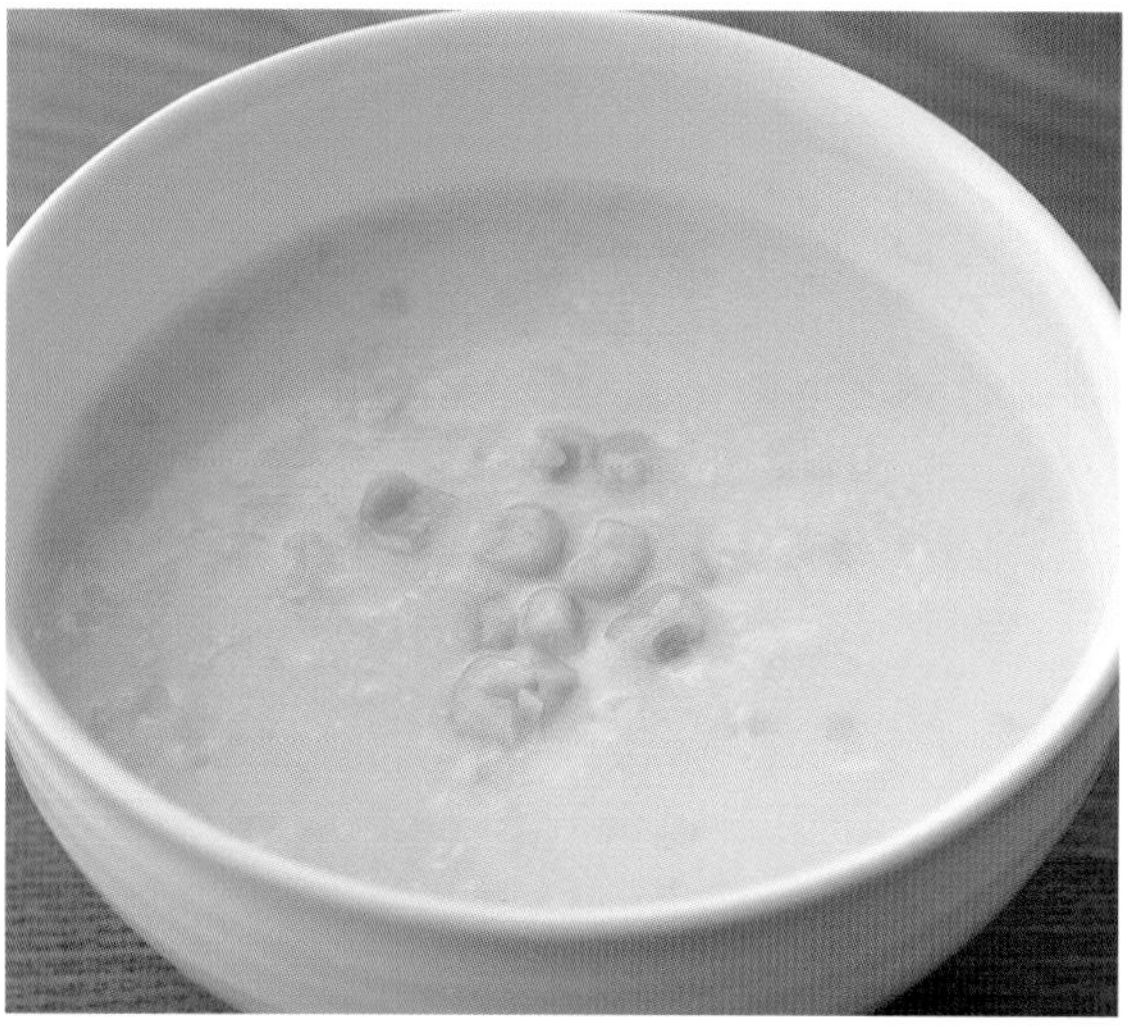

材料（2人分）
トウモロコシ（皮つき）
　…2本
水…500ml
牛乳…1カップ
塩…小さじ½
水溶き片栗粉
［片栗粉、水
　…各小さじ1と½］

つくり方

1　トウモロコシは皮をむき、ヒゲのきれいな部分はとっておく。包丁で実を削いで、芯は長さを半分に切る。

2　鍋に1の芯とヒゲ、水を入れて、⅔くらいの量まで煮詰める（a）。芯とヒゲは取り出し、実を入れる。実が煮えたらフォークの背で、つぶつぶを残す程度に実をつぶす（粒を残す程度にフードプロセッサーで攪拌《カクハン》してもよい）。

3　牛乳を加えて弱火にかける。ひと煮立ちしたら塩で味をととのえ、水溶き片栗粉でとろみをつける。

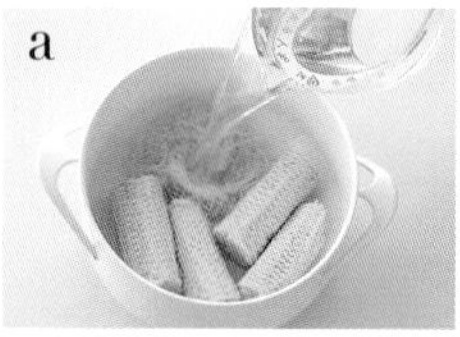

ヒゲと芯からは甘くて風味豊かなだしが出るので、捨てずに使って

トウモロコシとグリーンピースのスープ

体内の余分な水分を排出する、2つの食材を使って毒出し効果アップ。

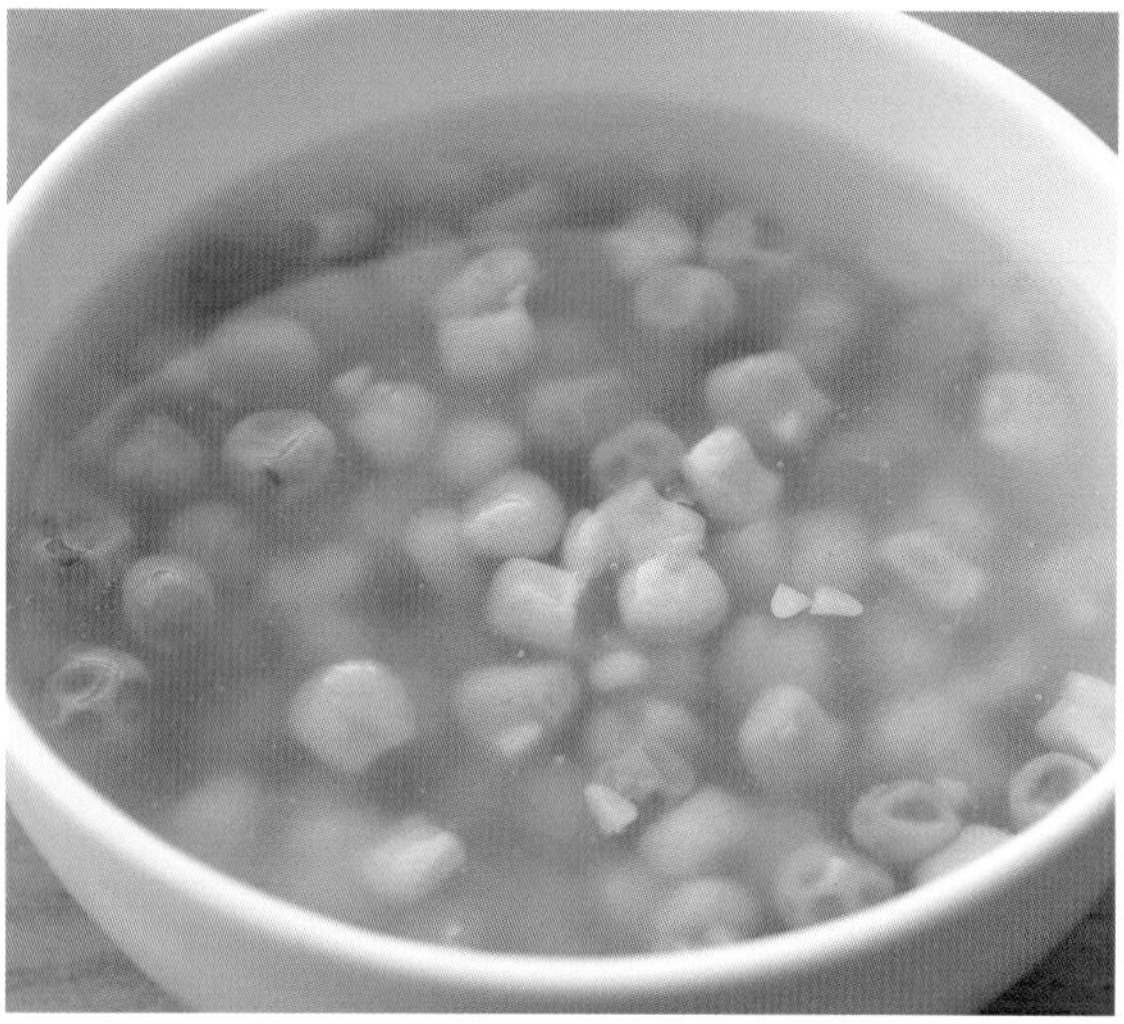

材料（2人分）
トウモロコシ
　（缶詰、冷凍など好みのもの）
　…正味120g
グリーンピース…80g
※冷凍でも可
チキンブイヨン…2カップ
塩…適量
こしょう…少々

つくり方

鍋にチキンブイヨン、トウモロコシ、グリーンピースを入れて火にかけ、煮立ったら弱火にして8分ほど煮る。塩、こしょうで味つけをする。

【ヨクイニン】

ハト麦入り水ギョーザのスープ

利尿作用に優れるハト麦に、同じく利尿を促進するクレソンや昆布をプラス！

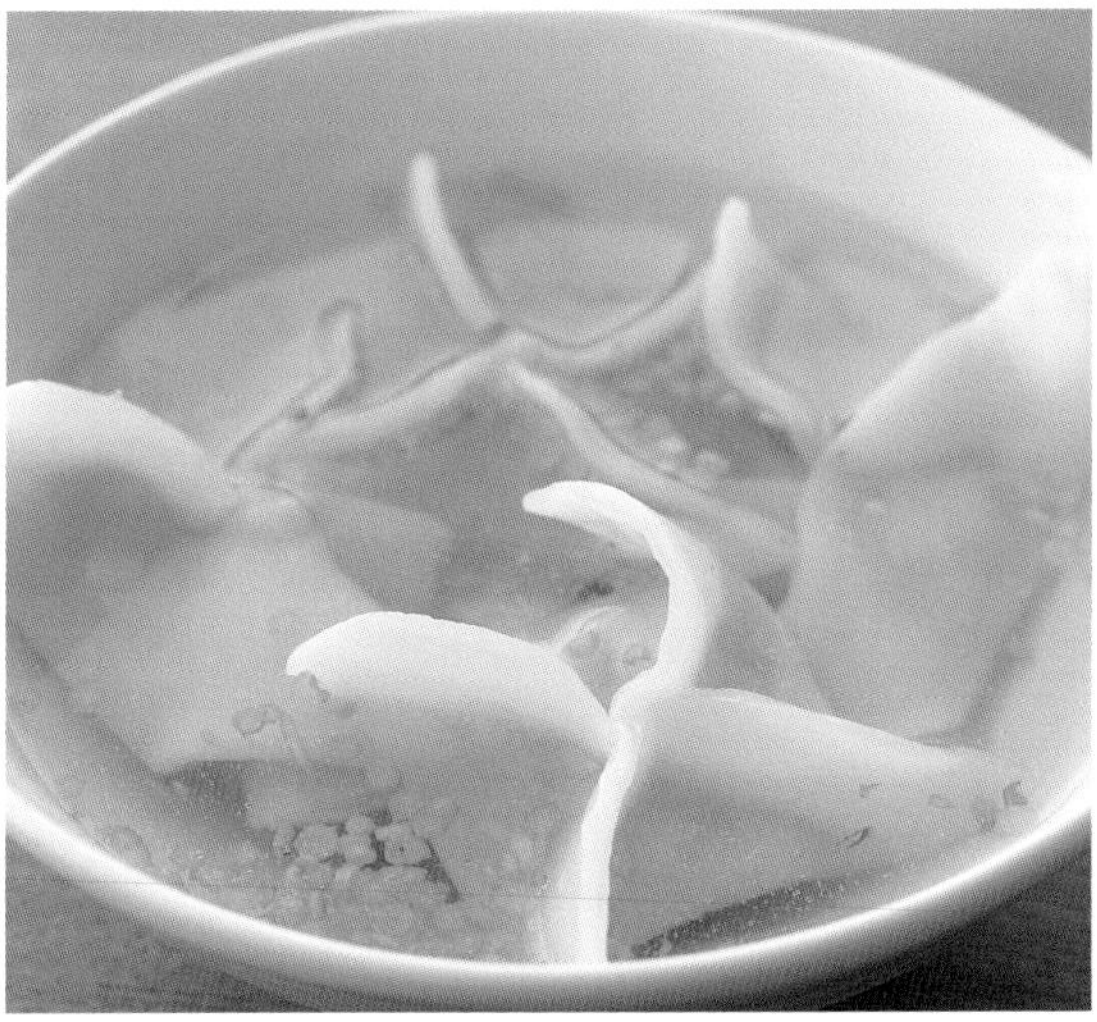

材料（2人分）

ハト麦…大さじ2

A
- 鶏ひき肉…60g
- ショウガ…½かけ
- オイスターソース…小さじ½
- しょうゆ…小さじ½
- ゴマ油…小さじ½
- 酒…小さじ1

ギョーザの皮…10枚

昆布だし…2カップ

クレソン…1束

塩…適量

しょうゆ…小さじ½

つくり方

1 ハト麦は3時間以上水につける。塩ひとつまみ（分量外）を入れた熱湯に入れ、弱火で18分ゆでて、水気をきっておく。クレソンは細かく刻む。

2 Aの材料をすべてボウルに入れてよく練り、1のハト麦を入れて混ぜる。10等分してギョーザの皮に包み（a）、熱湯で6分ほどゆでる。

3 別の鍋に昆布だしを入れて火にかけ、煮立ったら2を入れる。しょうゆ、塩で味をととのえ、クレソンを入れて火を止める。

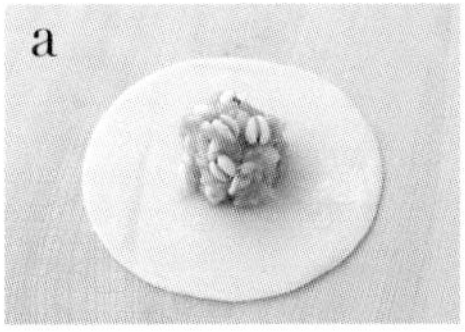

タネにハト麦を入れ、皮で包む。包み方は好みの方法でOK

ハト麦入りミネストローネ

たっぷりの野菜でエネルギーと血を補いながら、ハト麦でむくみを解消するバランスのいいスープ。

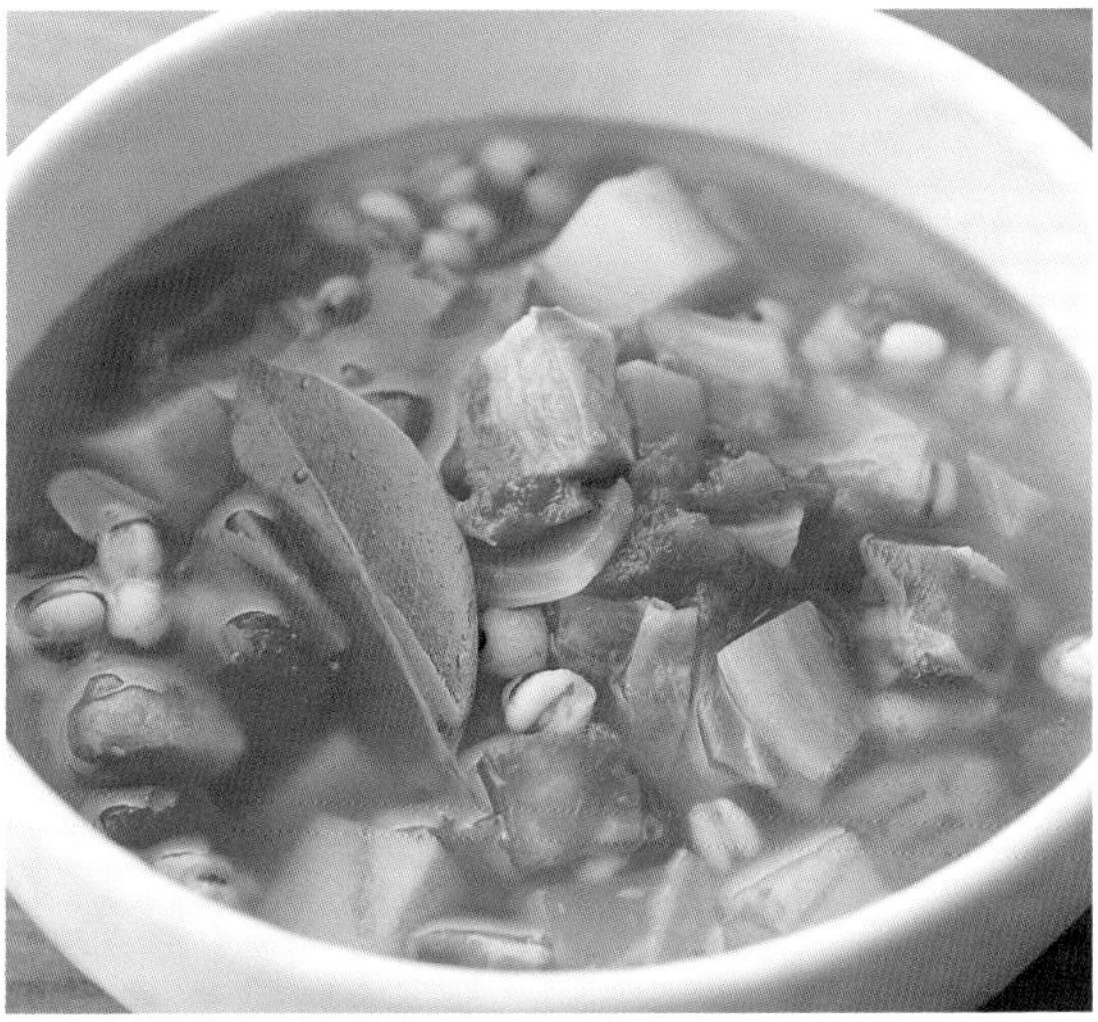

材料（2人分）

ハト麦…大さじ2

ベーコン（厚切り）…30g

タマネギ…¼個

ニンジン…¼本

ジャガイモ…½個

キャベツ…1枚

トマト（完熟）…1個

ニンニク…1かけ

コンソメスープ…2カップ

ローリエ…1枚

塩…適量

こしょう…少々

オリーブオイル…小さじ2

つくり方

1 ハト麦は3時間以上水につけておく。

2 ベーコン、タマネギ、ニンジン、ジャガイモ、キャベツはすべて1.5cmの角切りにする。

3 トマトは種を除いてざく切りにし、ニンニクはみじん切りにする。

4 鍋にオリーブオイル、ニンニクを入れて弱火にかけ、香りが立ったらベーコン、2の野菜、トマトを順に入れ、さっと炒める。

5 コンソメスープ、ハト麦、ローリエを加えて強火にする。煮立ったら弱火にして約20分煮る。塩、こしょうで味をととのえる。

漢方の基本の考え方

1 陰陽の話

「陰陽論」とは、「月と太陽がつくり出す〝陰（影）〟と〝陽（光）〟は、自然界のみならず、私たちの生活リズムや健康に影響を及ぼす」という漢方の根本となる考え方。陰には「月・暗・夜・静・冷」、陽には「太陽・明・昼・動・温」といったイメージがあり、この二つは、一見、相反するように見えますが、実はお互いの過不足を補い合い、お互いを向上させ合う関係でもあります。

　そして、そのパワーバランスは一定ではなく、寒い冬の後には暖かい春が訪れたり、また風邪のひきはじめで悪寒がした後に高熱が出たりするように、常に変化し続け巡るもの。人間は自然の一部という考えに基づき、陰陽の法則を人の体の治療に応用したのが漢方です。

太極図

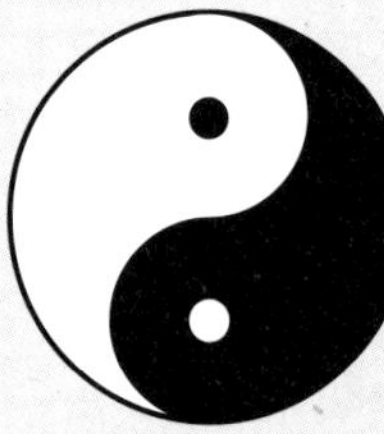

2 五行・五臓の話

「陰陽論」に加えて、漢方の根本には「五行説」という考え方があります。五行とは、木・火・土・金・水の五つの要素のことを指し、この五要素が、人体・自然界のすべての事物の運行と変化をつかさどっていると考えるのが「五行説」です。これらの要素は互いに影響し合っており、それぞれの関係性は、合わさることで他の要素を生み出す「相生《ソウセイ》」と、どちらかが一方を消したり、せき止めたりする「相克《ソウコク》」の、相反する二つに分けられます。

　そして、五行を人間の体に当てはめたものが、五臓（肝・心・脾・肺・腎）です。五臓は一見、体の臓器を示すようにも見えますがそうではなく、機能全般を大きく五つに分類したもののこと。五臓の働きを知ると、体内機能のバランスも知ることができるのです。

五行・五臓の相関図

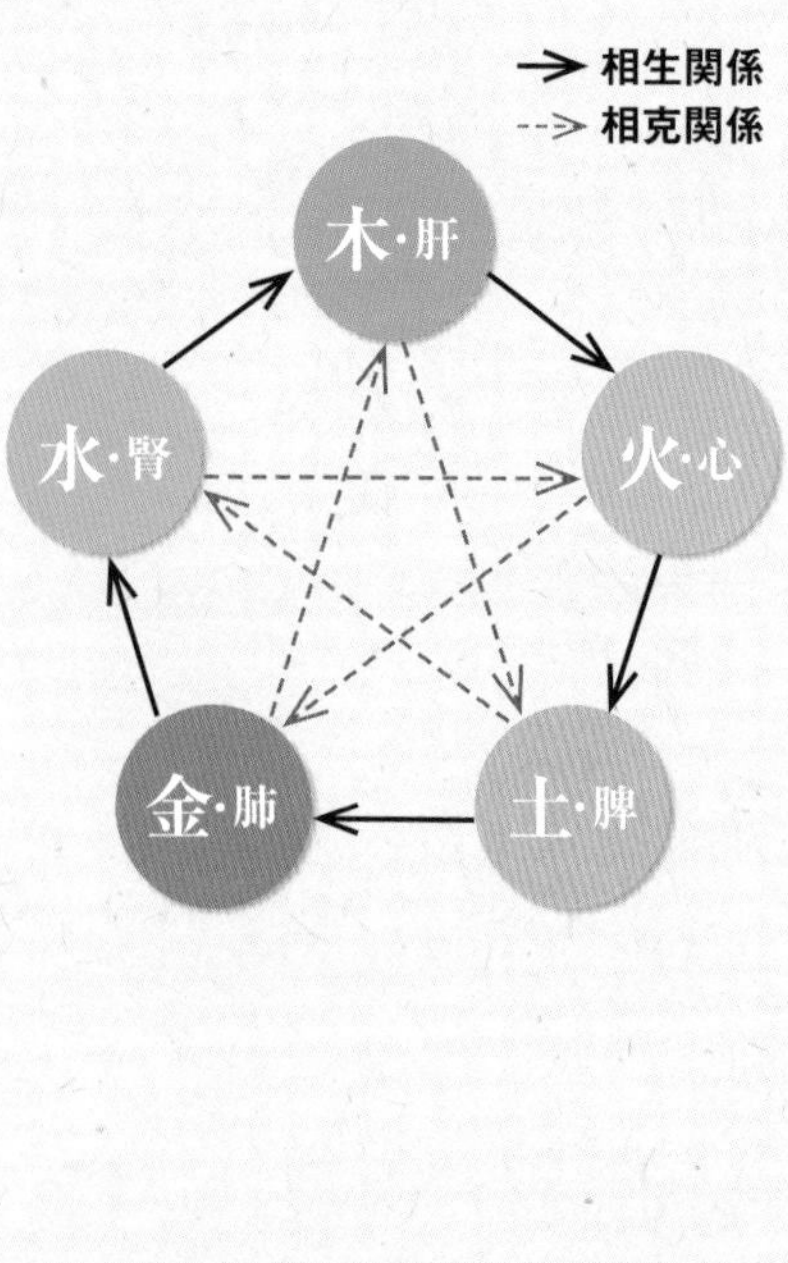

3 気・血・水の話

五臓はそれぞれに結びついていますが、各要素を結ぶのは、基本的な人体の構成成分である「気《キ》・血《ケツ》・水《スイ》」の三つの要素です。気は生命エネルギー、血は血液、水は体液のことを指します。

これらは、五臓がつくり出したり吸収したりしたもので、五臓から全身に送り出されます。そのため、気・血・水のどれかが不足したり滞ったりすると、異常のある臓器や体質を予想できます。気・血・水の巡りを観察することは、病気の元を発見し、病気を未然に防ぐことに繋がるのです。

4 漢方とは未病を癒すこと

「漢方」=「漢方薬」と思われがちですが、そうではありません。漢方には、薬膳はもちろん、気功、按摩、鍼灸、養生法（生活の仕方）もすべて含まれます。

中でも特に大切なのは養生法で、漢方の本質は、大自然のリズムに則った、調和の取れた生活習慣へと導く「養生学」のシステムにあります。セルフメディテーションという言葉もよく聞きますが、自分で自分の体を上手に管理し、できるだけ病気にかからないように未然に防ぎ、健康を保ちつつ、自然治癒力を高めていくというのが漢方の考え方なのです。

5 病気ではなく、病人をみる

漢方治療は、体格や顔色、目や爪の色、舌の状態、声や脈などを参考に、一人ひとりの体質や体調をしっかりチェックして、不調の原因や未病を探っていきます。これは、発症した症状に対してアプローチしていく西洋医学とは大きく異なります。

漢方には「同病異治《ドウビョウイチ》」、「異病《イビョウ》同治《ドウチ》」という言葉があり、同じ病気でも違う処方がされたり、異なった病気でも同じ処方がされたりします。つまり、治療を受ける人それぞれの体質に合わせて薬がオーダーメイドで処方されるのです。一人ひとりを丁寧に細かくみていくことが、問題のある部分だけをみていては気づかない、意外な不調の原因や改善のヒントを発見することに繋がっています。

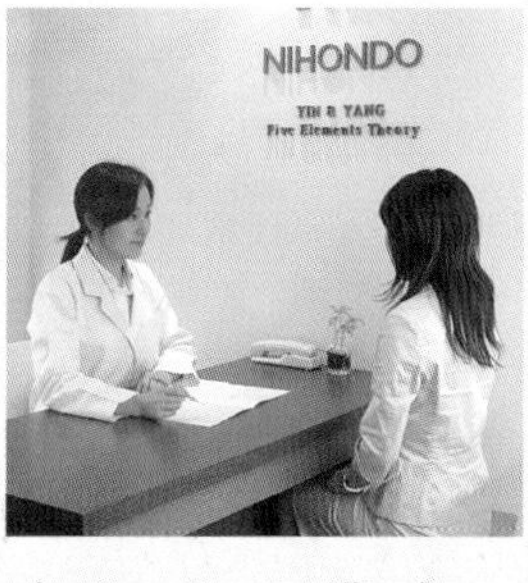

6 漢方を取り入れたい人は

漢方に興味のある人は、〝漢方薬局〟を訪れてみてください。漢方専門の相談員が、悩んでいる症状や、食習慣、生活習慣などを細かくカウンセリングしてくれます。そして、個々に合った根本的な体質改善のアドバイスはもちろん、体質別のオーダーメイドの漢方薬も選定してくれます。煎じ方や飲み方まで丁寧に説明してくれる薬局を選ぶと、初めてでも安心です。

検査をしても異常が出ないストレス性の症状、自律神経失調症、また、市販薬を常用し対処的に症状を解消している慢性皮膚病や便秘、さらに胃腸虚弱や慢性疲労など、現代病と言われる複雑な病に悩んでいる人は、漢方を試してみるといいでしょう。

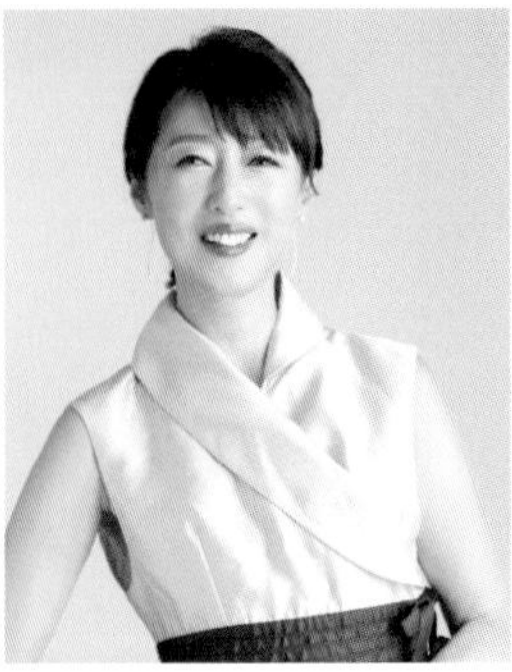

料理：新開ミヤ子（しんかい みやこ）

薬膳料理・韓国料理研究家、国際中医師・国際中医薬膳師
鍼灸師・按摩・マッサージ・指圧師の国家資格を取得し、病院の理学療法室に勤務。その後、客室乗務員に転職し、国内外のフライトを通じてさまざまな食文化に触れる。退職後、国立北京中医薬大学にて国際中医師、国際中医薬膳師の資格を取得し、2009年より「体の中からキレイと元気を作る」をテーマに薬膳料理教室“薬膳Salon”を主宰。薬日本堂の漢方スクール「漢方養生指導士コース」で講師を務める。テレビ・雑誌などのメディアでも活躍中。
https://yakuzencooking.jp/

Staff

装丁・デザイン：釜内由紀江（GRiD）

調理アシスタント：桂理恵

撮影：矢野宗利

スタイリング：吉岡彰子

イラスト：鈴木愛弓

編集：株式会社ケイ・ライターズクラブ

本書の内容に関するお問い合わせは、
お手紙かメール（jitsuyou@kawade.co.jp）にて
承ります。恐縮ですが、お電話でのお問い合わせは
ご遠慮くださいますようお願いいたします。

NIHONDO
薬日本堂株式会社

店舗事業（3業態）

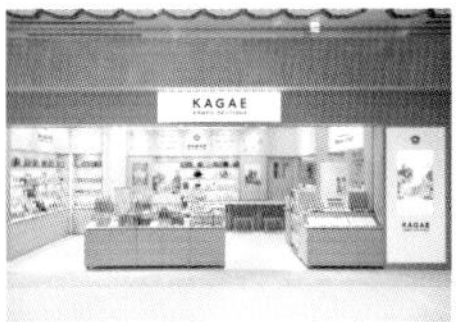

KAGAE
KAMPO BOUTIQUE

カガエ カンポウ ブティック

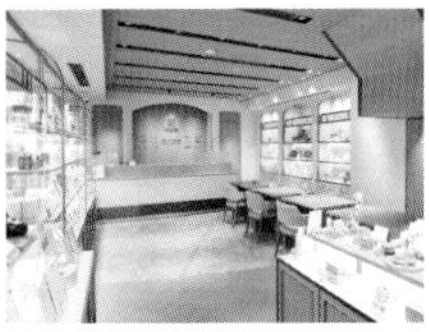

NIHONDO
KAMPO BOUTIQUE

ニホンドウ漢方ブティック

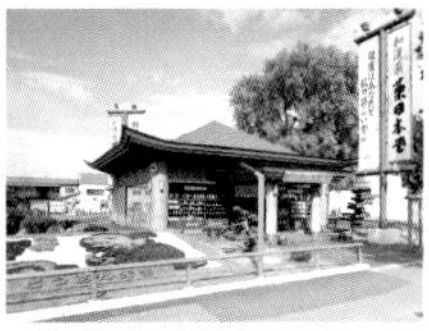

薬日本堂

薬日本堂

ニホンドウ漢方ミュージアム

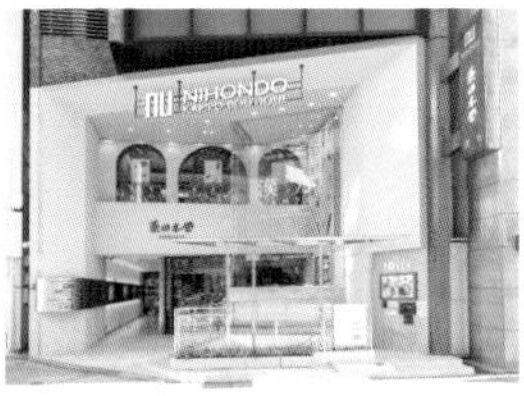

漢方ブティック

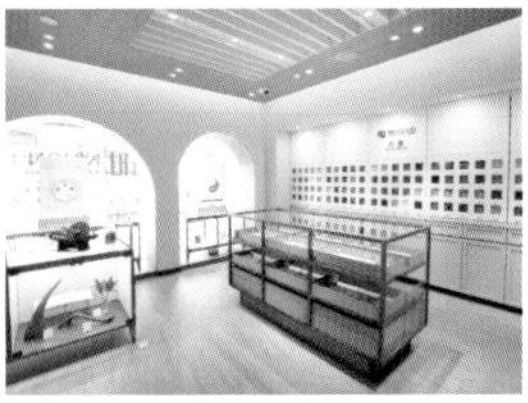

漢方ギャラリー

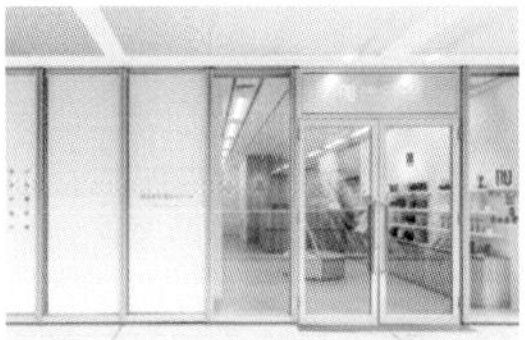

漢方スクール

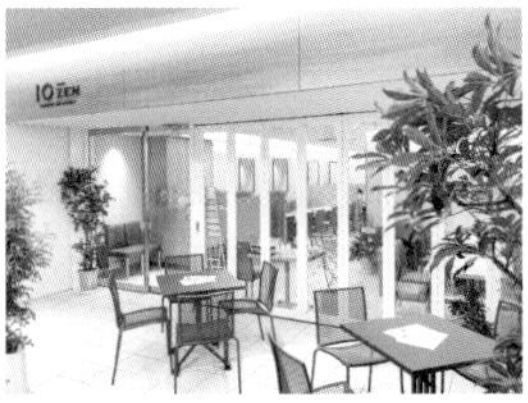

薬膳レストラン

薬日本堂　www.nihondo.co.jp
ニホンドウ漢方ミュージアム　www.nihondo.co.jp/shop/museum
薬日本堂漢方スクール www.kampo-school.com
薬日本堂オンラインショップ　www.nihondo-shop.com

漢方毒出しスープ 新装版

身近な食材でカラダすっきり！

2011年9月30日 初版発行
2023年2月18日 新装版初版印刷
2023年2月28日 新装版初版発行

監　修　薬日本堂
料　理　新開ミヤ子
発行者　小野寺優
発行所　株式会社河出書房新社
〒151-0051
東京都渋谷区千駄ヶ谷2-32-2
電話 03-3404-1201（営業）
03-3404-8611（編集）
https://www.kawade.co.jp/
印刷・製本　大日本印刷株式会社

ISBN978-4-309-29273-1
Printed in Japan

落丁本・乱丁本はお取り替えいたします。
本書のコピー、スキャン、デジタル化等の無断複製は著作権法上での例外を除き禁じられています。本書を代行業者等の第三者に依頼してスキャンやデジタル化することは、いかなる場合も著作権法違反となります。

＊本書は2011年小社刊『漢方毒出しスープ』を新装したものです。